Petra Neumayer

# Erste Hilfe bei Hitzewallungen & Co.

## Kompakt-Ratgeber

Haben Sie Fragen an Petra Neumayer?
Anregungen zum Buch?
Erfahrungen, die Sie mit anderen teilen möchten?

Nutzen Sie unser Internetforum:
www.mankau-verlag.de

# Impressum

Bibliografische Information der Deutschen Nationalbibliothek
Die Deutsche Nationalbibliothek verzeichnet diese Publikation in der Deutschen Nationalbibliografie; detaillierte bibliografische Daten sind im Internet über http://dnb.d-nb.de abrufbar.

Petra Neumayer
**Erste Hilfe bei Hitzewallungen & Co.** Heilpflanzen, Superfood und bioidentische Hormone gegen Wechseljahresbeschwerden
**Kompakt-Ratgeber**
ISBN 978-3-86374-435-9
1. Auflage Januar 2018

Mankau Verlag GmbH
D-82418 Murnau a. Staffelsee
Im Netz: www.mankau-verlag.de
Internetforum: www.mankau-verlag.de/forum

*Lektorat:* Redaktionsbüro Diana Napolitano, Augsburg
*Endkorrektorat:* Susanne Langer M. A., Germering
*Cover/Umschlag:* Andrea Barth, Guter Punkt GmbH & Co. KG, München
*Layout:* X-Design, München
*Satz und Gestaltung:* Lydia Kühn, Aix-en-Provence, Frankreich
*Energ. Beratung:* Gerhard Albustin, Raum & Form, Winhöring

*Abbildungen/Fotos:*
© **Can Stock Photo** cteconsulting: 4, 5, 38–39; smithore: 5, 60–61; Melpomene: 22; AntonioGuillem: 26; leonp: 29; Eraxion: 31, 35; margo555: 33; bds: 41; roboriginal: 42; dolgachov: 50; ntstudio: 52; Lopolo: 55; rob3000: 57; MaxalTamor: 64 o.; SuradechK: 64 m.; Elena: 64 u.; zollster: 65 o.; seramo: 65 u.; vtorous: 66; ildi: 68 u.; shihina: 69 o.; SueRob: 69 u.; starover: 70 o.; shariffc: 70 u.; prizzz: 71 o.; mady70: 71 u.; totalpics: 79; pinkblue: 92; Irochka: 94; tashka2000: 95 o.; elnavegante: 95 u.; homydesign: 96 o.; Brebca: 96 u.; Jochen: 97 o.; Valengilda: 97 u.; sierpniowka: 98; Dole: 99; Nikolaydonetsk: 100 o.; baibaz: 100 u.; fahrwasser: 101 o.; sadakko: 101 u.; oilslo: 102 o.; Josefhanus: 102 u.; Pakhnyushchyy: 105; rolfik: 111
© **Fotolia** pankajstock123: 4, 10–11
© **Nina Halter** Janushirsasana/Kopf an Knie Vorwärtsbeuge: 116
© **Marion Mutschler** Sabine Jahnke Zhineng Qigong: 117
© **Petra Neumayer** 68 o.; 72; 87; 123
© **Wikipedia** 82

*Druck:* Westermann Druck Zwickau GmbH, Zwickau/Sachsen

**»Ich bin ein Öko-Buch!«**
Das im Innenteil eingesetzte EnviroTop-Recyclingpapier wird ohne zusätzliche Bleiche, ohne optische Aufheller und ohne Strichauftrag produziert. Es besteht zu 100 % aus recyceltem Altpapier und entstammt einer $CO_2$-neutralen Produktion. Das Papier trägt das Umweltzeichen »Der blaue Engel«.

**Hinweis für die Leser:**
Die Autorin hat bei der Erstellung dieses Buches Informationen und Ratschläge mit Sorgfalt recherchiert und geprüft, dennoch erfolgen alle Angaben ohne Gewähr. Verlag und Autorin können keinerlei Haftung für etwaige Schäden oder Nachteile übernehmen, die sich aus der praktischen Umsetzung der in diesem Buch vorgestellten Anwendungen ergeben. Bitte respektieren Sie die Grenzen der Selbstbehandlung und suchen Sie bei Erkrankungen einen erfahrenen Arzt oder Heilpraktiker auf.

# Vorwort

An das ständige Auf und Ab der Hormone haben wir Frauen uns ja schon seit der Pubertät gewöhnt. Doch in den Wechseljahren spüren die meisten von uns die ganze Macht der Hormone. Vielleicht gehören auch Sie zu den zwei Dritteln aller Frauen, die unter Hitzewallungen, Schlafentzug, kognitiven Störungen, depressiver Verstimmung und Co. leiden.

Weil jeder Hormonspiegel einzigartig ist, verläuft auch die 10- bis 15-jährige Zeitspanne des Wechsels individuell verschieden. Es gibt keine standardisierten Mittel, Dosierungen, Anwendungen oder Tipps, die bei jeder Frau gleich wirken würden. Doch die gute Nachricht lautet: Gegen jedes Leid ist ein Kraut gewachsen – man muss es nur zur richtigen Zeit in der richtigen Dosierung finden! Und dabei soll Ihnen dieser ganzheitlich orientierte Ratgeber mit seinen weit über 100 Tipps und praktischen Anwendungen helfen!

Ob Heilpflanzen, Homöopathie, Hormonyoga, bioidentische Hormone, Hildegard-Medizin oder Superfoods – es gibt sehr viele Möglichkeiten, das eigene Wohlbefinden zu verbessern und Beschwerden zu lindern, um den Übergang in die »Zeit nach dem Eisprung« froh und vital zu durchschreiten.

Herzlichst, Ihre
Petra Neumayer

# Inhalt

Einleitung ........ 6
Danksagung ........ 9

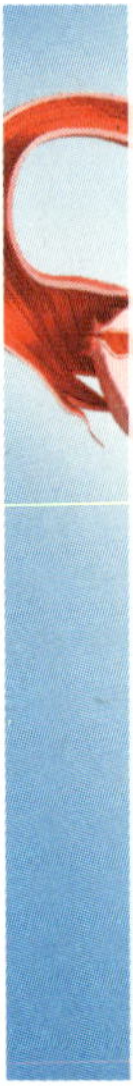

## Basiswissen Klimakterium 11

**Wenn die Jahre wechseln ........ 12**
Wechseljahre – brandneu in der Evolution? ........ 12
Wandel, Weisheit, Freiheit ........ 13

**Wenn die Hormone verrücktspielen ........ 16**
Wann geht's denn los? ........ 17
Beschwerden – immer anders! ........ 18
Warum sind manche Frauen mehr betroffen als andere? ........ 18

**Prämenopause – Menopause – Postmenopause ........ 19**
Was nun? Östrogendominanz oder -mangel? ........ 20
Wohlfühlhormon Progesteron ........ 21
Jungbrunnen Östrogen ........ 23

**Hormonersatztherapie – nur kontra! ........ 25**

**Chemie kontra Hormonsystem ........ 27**
Xeno-Östrogene ........ 28
Endokrine Disruptoren ........ 28

**Stress – das Rushing-Woman-Syndrom ........ 30**

**Wenn die Nebennieren überlastet sind ........ 31**

**Wenn die Schilddrüse verrücktspielt ........ 34**

**Wie kann ich meine Hormone testen? ........ 36**
Welcher Test ist der beste? ........ 36

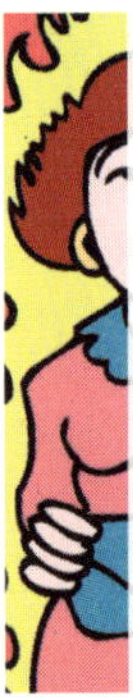

## Typische Wechseljahresbeschwerden 39

**Hormone außer Rand und Band ........ 40**

**Theorien aus Nah und Fern ........ 42**
Das sagt die Schulmedizin ........ 42
Das sagt die Chinesische Medizin 43
Das sagt der Ayurveda-Arzt ........ 44

**Die klassischen Beschwerden ........ 46**
Keine Angst vor Herzrasen und Brustbeklemmungen ........ 46
Wenn Muskeln und Gelenke schmerzen ........ 46
Au weh: Trockenheit der Schleimhäute ........ 47
Starke Blutungen ........ 49
Probleme mit Blase und Harnwegen ........ 49
Haarausfall und Damenbart – nein danke! ........ 51
Gewichtsprobleme – Birne oder Apfel? ........ 51

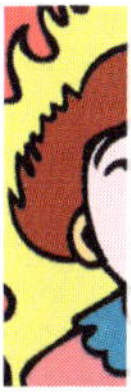


Kognitive Störungen – was wollte ich noch mal? ........ 53
Schlaf – Sandmännchen, wo bist du? .................... 53
Depressive Verstimmung – Glückshormone, wo seid ihr? .... 54
Keine Lust auf Sex ............. 56

**Mögliche Folgeerkrankungen ............................ 57**
Risiko Nr. 1: Osteoporose ........ 57
Risiko Nr. 2: Herz-Kreislauf-Erkrankungen ................. 58
Risiko Nr. 3: Morbus Alzheimer .. 58


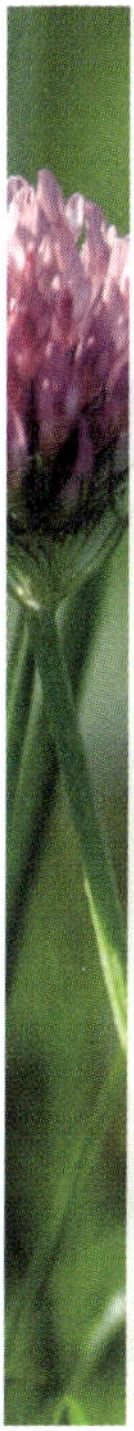

## Praktische Anwendungen 61


**Hilfe aus der Pflanzenwelt ................................ 62**
Unterstützung mit Phytotherapie 62
Heilpflanzen mit Östrogen-Charakter ............ 64
Heilpflanzen mit Progesteron-Charakter .......... 68
Weitere wichtige Heilpflanzen ... 71
Hochmoor statt Hormone ....... 72

**Hilfe aus der Homöopathie ................................ 75**
Homöopathika ................ 75
Homöopathische Komplexmittel 76

**Schüßlersalze ............................................ 78**
Nr. 1 Calcium fluoratum D6 ..... 78
Nr. 3 Ferrum phosphoricum D6 .. 78
Nr. 7 Magnesium phosph. D6 .....78
Nr. 8 Natrium chloratum D6 ..... 79
Nr. 11 Silicea D12 ............. 79

**Chinesische Heilpilze .................................... 80**
Reishi ....................... 80
Cordyceps sinensis ............ 80

**Erste Hilfe mit bioidentischen Hormonen .................. 81**
Was sind bioidentische Hormone? 81
Das richtige Mittel zur richtigen Zeit ......................... 82
Die Voruntersuchung ........... 85
Verschiedene Darreichungsformen ....................... 85
Die RimkusMethode® ........... 89

**Was sonst noch hilft! .................................... 92**
»Deine Nahrung soll deine Medizin sein« ................. 92
Clean Eating .................. 93
Superfoods – hormongesund essen ........................ 93
Sinnvolle Nahrungsergänzungen 103
Säure-Basen-Haushalt ausgleichen ................. 112
Superwichtig: Stressabbau auf allen Ebenen ................. 114
Der gesunde Dreiklang: Bewegung, Sport, Sauna ....... 115
Hitzewallungs-Trigger meiden! 119
Top-Tipps: Erste Hilfe bei Hitzewallungen............... 120

Infoservice ..........125
Register .............127

# Einleitung

Mich traf die Menopause wie ein Hammerschlag. Während manch gleichaltrige Freundin nur wenige Beschwerden hatte, fühlte ich mich mit gezählten 60 Hitzewallungen bei Tag und in der Nacht kaum mehr überlebensfähig. Schnell kommt man da in eine Symptomspirale: Sechs Wochen nicht mehr geschlafen – klar, dass dann auch Stimmung, Lust auf Sex und Konzentrationsfähigkeit auf den Nullpunkt sinken, bis hin zur völligen Erschöpfung und Arbeitsunfähigkeit. Jetzt braucht es Impulse, um wieder aus dieser Spirale herauszufinden: Dieser Ratgeber soll Ihnen den besten Überblick über die große Palette an Mitteln und Maßnahmen aus der Ganzheitsmedizin verschaffen, um Beschwerden zu lindern. Nutzen Sie in jedem Fall das wirkpotenzierende Kombinieren von verschiedenen Heilkräutern und Anwendungen, das verspricht größeren Erfolg. Mithilfe von Phytotherapie, Hormonyoga & Co. lässt sich sogar die körpereigene Hormonproduktion wieder ankurbeln. Zudem möchte ich aufzeigen, welche Superfoods die Hormone lieben, was ihre ausbalancierte Wechselwirkung stört oder was Hitzewallungen sogar triggert. Heutzutage treten gehäuft sehr schwere Wechseljahresbeschwerden auf, oder die Wechseljahre beginnen schon sehr frühzeitig.

Stoffwechselexpertin Dr. Libby Weaver schreibt: »... starke Wechseljahresbeschwerden infolge eines

unausgewogenen Hormonhaushalts waren nie so verbreitet wie heute – ganz zu schweigen von der allgemeinen Erschöpfung.«
Doch warum? Scheinbar fordern unsere modernen Zeiten ihren Tribut: Dauerstress senkt die Progesteronproduktion. Umweltgifte aus Plastik, Kosmetika und Ernährung wirken in unserem Körper hormonaktiv und können ein hormonelles Chaos auslösen. Die Ursachenliste ist groß. Doch mit einer Änderung von Lebens- oder Ernährungsgewohnheiten, und auch mit Entgiftung, wird meistens eine spürbare Besserung erzielt.
Schließlich finden Sie auch ein Kapitel über bioidentische Hormone – wenn Sie sehr schwer betroffen sind und nichts wirklich hilft. Körperidentische Hormone versprechen rasche Linderung und können Frauen sogar aus einem Burn-out-ähnlichen Zustand und aus der Symptomspirale herausholen.
Wenn Sie bioidentische Hormone weniger hoch dosieren oder wieder ganz absetzen möchten, nutzen Sie dieses Buch als Fundgrube, um die Zeit des Ausschleichens mit naturheilkundlichen Anwendungen zu unterstützen, beispielsweise mit homöopathisch potenzierten bioidentischen Hormonen.
Meine Empfehlung: Lesen Sie diesen ganzheitlichen Ratgeber einmal komplett durch. So werden viele Zusammenhänge klar, und in den einzelnen Kapiteln finden sich auch viele Tipps. Danach ist es ideal, wenn Sie ihn als praktisches Nachschlagewerk benutzen.

Ich möchte auch betonen, dass ich dieses Buch unabhängig von einem Auftraggeber schreibe. Mein Verlag und ich haben keine Sponsoren aus Pharmaindustrie oder Naturheilkunde, wir verkaufen keine Produkte und platzieren keine versteckte PR (dennoch sei es mir erlaubt, Bewährtes beim Namen zu nennen).
Wichtig ist: Jeder einzelne Tag ohne belastende Beschwerden, die es uns Frauen so schwer machen, unseren Alltag mit Freude zu bewältigen, zählt!
So hoffe ich, dass Sie in diesem Ratgeber fündig werden, wieder in Ihre hormonelle Balance zurückfinden und viele Tage mit guter Laune, Energie und Vitalität verbringen!
Und: Jedem Anfang wohnt ein Zauber inne. Ohne massive Beschwerden können wir den inneren Wandel, der die Wechseljahre begleitet, und der uns das Tor zu einer erfüllten zweiten Lebenshälfte öffnet, sicherlich bewusster erleben und genießen.

TIPP

***Teetrinken mit 2-fach-Wirkeffekt***

*In den Sommermonaten frisch aus dem Garten: Salbeiblättertee. Das Frauenkraut lindert nicht nur (nächtliche) Schweißausbrüche, sondern tut auch den Nerven gut. Nutzen Sie das Teetrinken zugleich als Ritual für den Stressabbau. Gönnen Sie sich jeden Tag kleine Ruheinseln für den Teegenuss.*

# Danksagung

Nur mein Name steht auf dem Buchtitel – doch um einen ganzheitlichen Ratgeber zu erstellen, ist die fruchtbare Zusammenarbeit eines ganzen Teams notwendig. Ich danke daher allen, die an der Erstellung des Buches beteiligt waren. Allen voran gilt mein Dank meinem Verleger Raphael Mankau, mit dem es immer eine Freude ist, an neuen Buchkonzepten zu arbeiten. Meiner Lektorin Diana Napolitano, die mit mir um jede Wortkürzung diskutieren musste und dabei nie die Nerven verlor.

Ich danke meinen Interviewpartnern/innen zum Themenkreis bioidentische Hormone: Frau Elisabeth Buchner von der Hormonselbsthilfe, Frau Dr. Rebekka Leist, TCM- und Frauenärztin, und dem Apotheker Herrn Zeise-Wallbrecher von der Klösterl-Apotheke in München. Und natürlich den vielen Frauen und meinen Freundinnen, die ihre Erfahrungen mit ihrem Hormonkarussell mit mir geteilt haben!

Und natürlich gilt mein Dank Ihnen, liebe Leserin, dass Sie sich für dieses Buch entschieden haben. So viel Wissen in einen kleinen Kompakt-Ratgeber zu packen, das war gar nicht so leicht! Aber ich freue mich, wenn gerade dieses Format gut ankommt: Es passt in jede Handtasche, informiert umfassend, und Sie finden ganz schnell Rat!

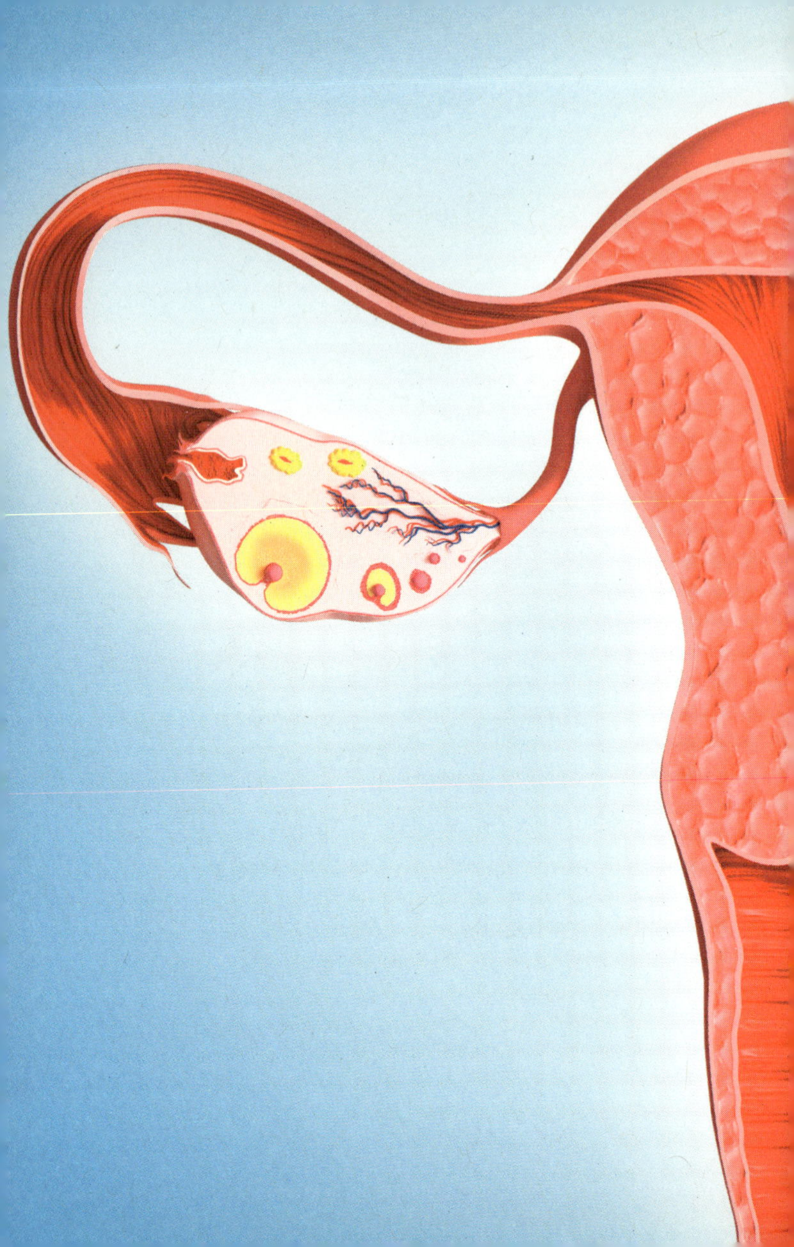

# Basiswissen Klimakterium

Wie kommt es zu dem Auf und Ab der Hormone?

Welche Aufgaben haben Östrogen und Progesteron?

Gibt es Umweltfaktoren, die das hormonelle Zusammenspiel negativ beeinflussen?

Warum ist Stress ein richtiger »Hormonstörer«?

# Wenn die Jahre wechseln

Es wechseln nicht nur Lebensumstände, Haarfarbe, Kilos auf der Waage und Hormonwerte – auch unser innerstes Wesen wird von diesem »change of life« berührt.

## Wechseljahre – brandneu in der Evolution?

Gleich zu Beginn möchte ich einen (r)evolutionär vielleicht ganz neuen Blick auf die Wechseljahre werfen. Denn ich kenne tatsächlich von vielen Frauen die Meinung »ich brauche keine Hilfe, man muss es einfach durchleiden«.

Bei den Jägern und Sammlern lag die Lebenserwartung bei nur rund 30 Jahren, und die meisten Frauen verstarben, noch bevor sie in die Wechseljahre gekommen wären. Und auch bei keinem Säugetier der Welt gibt es Wechseljahre oder eine so lange degenerative Lebensphase, die mehr als ein Drittel der gesamten Lebenszeit ausmachen würde. So gesehen sind die Wechseljahre ein brandneues Geschehen in der evolutionären Entwicklung. Heutzutage haben Frauen in Deutschland eine Lebenserwartung von rund 83 Jahren, das heißt, wir leben im Durchschnitt 40 Jahre lang im Dreiklang von Prämenopause, Menopause und Postmenopause.

Bei einem Hormontiefstand mit den damit assoziierten Beschwerden sollten wir uns durchaus Unterstützung holen, denn es ist normal, dass mit zunehmendem Alter Drüsentätigkeiten nachlassen können.

## Wandel, Weisheit, Freiheit

So evolutionär bedingt unsere körperlichen Symptome vielleicht sein mögen, so wohnt der Zeit des Wechsels – wie allen Geschehnissen – natürlich auch ein geistiger Aspekt inne: der Wandel. Nicht nur unser Körper verändert sich, alles wandelt sich. »Pantha rhei«, wie die Griechen sagen, »alles fließt« – auch der Schweiß. Und wir dürfen uns diesem Fluss anvertrauen. In dieser Lebensphase ändern sich auch häufig die äußeren Umstände. Die Kinder gehen aus dem Haus, die Eltern werden vielleicht pflegebedürftig, die ersten tieferen Falten zeigen sich – nichts mehr ist so, wie es war. Mit dieser neu beginnenden Lebensphase müssen wir erst mal klarkommen. Und das Leben ruft uns jetzt dazu auf, alles neu zu hinterfragen.

Übrigens, entgegen der landläufigen Meinung, dass die Wechseljahre nur hier in den westlichen Industriestaaten stattfinden und alles nur »psycho« sei, soll auch erwähnt werden, dass die ethnographische Forschung anderes berichtet. So sprechen auch die Mafi-Frauen in Nordkamerun von Hitzegefühlen, Müdigkeit und Schwindel. Auch die Maori-Frauen in Neuseeland kennen Hitzewallungen und verstärktes Schwitzen. Und obwohl sie in einem völlig anderen Kulturkreis leben, erfahren auch sie die Wechseljahre als Übergang, als »change of life«, nach dem viele einen Autoritätszuwachs erfahren, sich als Stammesälteste profilieren oder politische Aktivistinnen werden.

Und so bringen die Wechseljahre mehr als nur lästige Symptome, sie fordern uns Frauen auch zu einem inneren Wandel auf. Und zwar radikal. Wer bin ich, was mache ich, was macht mir Freude, und in welche Richtung möchte ich mein zukünftiges Leben ausrichten? Wohin geht der Ruf meines Herzens?
Wie Zahnwechsel oder Pubertät sind laut der Anthroposophischen Medizin nach Rudolf Steiner die Wechseljahre ein wichtiger Entwicklungsprozess, bei dem es um die Neugestaltung der zweiten Lebenshälfte geht, um das Emporsteigen auf eine neue Lebensstufe. Auch die Auseinandersetzung mit dem Älterwerden gehört hier dazu. Und in einer Welt, die dominiert wird von superschlanken Topmodels, ist es für uns Frauen zugegebenermaßen nicht immer leicht, den Weg der Heldin zu gehen und den gebührenden Platz als weise Frau einzunehmen.
Das Wort Klimakterium bedeutet übersetzt übrigens: »Übergang zu Wichtigerem«. Und wichtig sind jetzt nur Sie. Nehmen Sie sich in diesem Lebensabschnitt mehr Zeit für sich selbst. Stressabbau, inneres Reflektieren, Massagen, Yoga. Eine cleane und stoffwechselgesunde Ernährung unterstützt Ihr Wohlbefinden und begleitet Sie auf dem Weg in Ihre neue Weiblichkeit und Freiheit.

## Über den Sieben-Jahres-Rhythmus

Laut der Anthroposophie entwickeln sich die Wesensglieder im Sieben-Jahres-Rhythmus. Um das siebte Jahr erfolgt der Zahnwechsel, mit 14 sind wir mitten in der Pubertät. Körperlich-geistige Vorgänge sind dabei miteinander verbunden. Genauso wie in der Siebener-Zeitphase von 49 bis 56. Sie wird dem »Lebensgeist« zugeordnet. Jetzt geht es um mehr Vergeistigung, indem man alte, einengende Lebensgewohnheiten loslässt. So wird neue Wachstumskraft frei. Man könnte auch sagen, die Wechseljahre sind der Zeitabschnitt, in dem sich die Fortpflanzungskraft in Schöpferkraft umwandelt. Künstlerische Tätigkeiten unterstützen jetzt besonders, denn durch sie können Lebensveränderungen besser wahrgenommen und nachvollzogen werden.

INFO

## WECHSELJAHRE ALS SEGEN

In früheren Zeiten bekamen Frauen bis zu 12 Kinder. Da war es evolutionär wichtig, dass die Fortpflanzung durch das Herunterfahren der Hormone eingeschränkt wurde, denn mit jedem weiteren Kind stieg das Sterberisiko der Mutter bei der nächsten Geburt an. Doch für das Überleben der jüngsten Kinder war das Leben der Mutter unabdingbar. Noch im 19. Jahrhundert glaubten manche Ärzte, dass jede Eizelle ihrer Bestimmung folgen müsse. Frauen sollten daher permanent schwanger sein und nicht zwischen den Schwangerschaften menstruieren. Für diese Frauen waren die Wechseljahre mit der einhergehenden Unfruchtbarkeit ein wahrer Segen.

# Wenn die Hormone verrücktspielen

Aus dem Altgriechischen übersetzt bedeutet das Wort »Hormon« so viel wie »antreiben«. Und in der Tat, das beschreibt die Funktion dieser Botenstoffe ganz bezeichnend. Sie werden von verschiedenen Drüsen gebildet und ins Blut abgegeben. Auf den Oberflächen unserer Körperzellen befinden sich unzählige Rezeptoren, an denen die hormonellen Botenstoffe andocken und so biochemische Stoffwechselprozesse in Gang bringen, steuern und regulieren.

Sind unsere 400 000 Follikel (Eizellen) aufgebraucht, schaltet der Organismus auf die Drosselung der Hormonproduktion um; zuerst von Progesteron, dann von Östrogen. Nach der Menopause produziert der Körper weiterhin geringe Mengen von Östrogen (in Fettgewebe und Nebennieren) und Progesteron (in den Nebennieren).

Als Folge der hormonellen Umstellung können in den Wechseljahren nicht nur körperliche, sondern auch psychische Beschwerden auftreten. Als wichtige Botenstoffe stehen Hormone nicht nur mit körperlichen Funktionen in Verbindung, sondern beeinflussen auch unsere Gefühlswelt: Stimmungsschwankungen, Niedergeschlagenheit, Schlaflosigkeit, verminderte Lebenslust, das Gefühl von Leere und Orientierungslosigkeit – all dies zählt zu den typisch psychischen Beschwerden, von denen viele Frauen in der Zeit um die Menopause betroffen sind. Häufig spüren Frauen, die früher sehr am Prämenstruellen Syndrom (PMS) litten, die klimakterisch bedingte Hormonumstellung besonders intensiv.

INFO

### WIE HEISST ES RICHTIG? PROGESTERON ODER GESTAGEN?

Progesteron ist ein körpereigenes Hormon. Gestagen hingegen ein im Chemielabor künstlich nachgebautes hormonähnliches Medikament, das in der Antibabypille, als Solist in der Minipille und auch bei der Hormonersatztherapie (HET) verwendet wird – je nach Pharmahersteller in verschiedenen molekularen Abwandlungen. Gestagene weisen Risiken und Nebenwirkungen auf wie Neigung zu Bluthochdruck, Thrombosen u. v. m. (→ auch »Hormonersatztherapie – nur kontra!«, Seite 25 f.).

## Wann geht's denn los?

Der genaue Zeitpunkt, wann die Wechseljahre beginnen, ist individuell von Frau zu Frau verschieden. Bei manchen lässt die Produktion der weiblichen Geschlechtshormone Östrogen und Progesteron bereits um die 35 Jahre nach, andere bemerken erst um die 50, dass sich das Klimakterium durch unregelmäßige Regelblutungen, häufig aber auch durch monatelang sehr starke Blutungen ankündigt.

## Beschwerden – immer anders!

Individuell verschieden ist auch, wie die Wechseljahre erlebt und empfunden werden: Es gibt Frauen, die kaum an Beschwerden leiden, bei anderen hingegen sind sie so stark ausgeprägt, dass teilweise Arbeitsunfähigkeit besteht. Die Statistik geht davon aus, dass im Durchschnitt ein Drittel aller Frauen gar keine Beschwerden hat, ein Drittel leidet an mäßigen Beschwerden und ein Drittel an sehr starken Beschwerden. Dabei treten Hitzewallungen bei 80 % der betroffenen Frauen auf, Schlafstörungen bei 74 % und Stimmungsschwankungen bei 60 %.

## Warum sind manche Frauen mehr betroffen als andere?

Dieser Frage nachzugehen war ein wichtiger Motivator für mich, um dieses Buch zu schreiben, zu recherchieren, eine Hormonausbildung zu absolvieren, Vorträge zu besuchen und Interviews mit Frauenärztinnen, Apothekern und Naturheilkundigen zum Thema Hormone und Wechseljahre zu führen. Unser Körper ist intelligent. Mit sehr starken Beschwerden möchte er uns sicher etwas aufzeigen: Zu viel Stress, eine ungesunde Lebensführung können da genauso Ursachen sein wie etwa hormonaktive Stoffe aus Umweltgiften oder Strahlenbelastungen. Dies alles kann unser Hormonsystem ganz schön durcheinanderbringen. Bei Frauen, die über Jahrzehnte die Pille genommen haben, kann auch dies Ursache für schwere Wechseljahresbeschwerden sein.

# Prämenopause – Menopause – Postmenopause

Während der Wechseljahre, also der zehn- bis fünfzehnjährigen Phase der Hormonumstellung, können viele körperliche Veränderungen auftreten. Nach und nach stellen die Eierstöcke ihre Produktion ein, die Zeit der Fruchtbarkeit geht vorüber. Ist das Keimgewebe in den Eierstöcken aufgebraucht, gilt das als Startschuss für die Wechseljahre, man spricht von der Prämenopause zwischen durchschnittlich dem 40. und 50. Lebensjahr. Zuerst lässt die Produktion von Progesteron in den Eierstöcken nach, ein Hormon, das in der fruchtbaren Phase dafür da ist, die Gebärmutter auf eine mögliche Schwangerschaft vorzubereiten. Als Botenstoff ist es aber auch für die Gehirnfunktion unerlässlich, wirkt angstlösend und fördert den gesunden Schlaf. Dann lässt auch die Produktion von Östrogen nach, schließlich bleibt die Regelblutung ganz aus. Östrogen steuert als Botenstoff nicht nur die Funktion der Geschlechtsorgane, sondern ist bei vielen wichtigen Stoffwechselvorgängen im Körper wichtig: Östrogen ist beteiligt am richtigen Funktionieren von Darm, Schleimhäuten, Bindegewebe, Knochen, Leber, Gehirn und Blutgefäßen. Zudem wirkt es sich günstig auf das seelische Wohlbefinden aus. Tritt die letzte Regelblutung ein, durchschnittlich zwischen dem 49. und dem 55. Lebensjahr, spricht man ab diesem Zeitpunkt von der Menopause (übersetzt: Ausbleiben der Monatsblutung). Ein Jahr danach beginnt die Phase der Postmenopause. Der Organismus benötigt im Durchschnitt zwei bis fünf Jahre, bis er sich an die neue Hormonsituation gewöhnt hat. Dann lassen die Beschwerden bei den meisten Frauen trotz niedrigerem Hormonstatus nach. Aber nicht bei allen. Ausnahmen bestätigen die Regel: Es gibt Frauen, die auch noch in den Siebzigern oder Achtzigern unter Hitzewallungen & Co. leiden.

## Was nun? Östrogendominanz oder -mangel?

In den letzten 40 Jahren ging man davon aus, dass alle Beschwerden durch einen Östrogenmangel verursacht worden seien. Heute weiß man, dass die »Östrogendominanz« dafür verantwortlich ist. Geprägt hat diesen Begriff bereits 1966 der amerikanische Arzt Dr. John R. Lee. Als erster Mediziner hat er auch die Risiken der Behandlung mit künstlichem Östrogen öffentlich gemacht.

Man muss das mit der Östrogendominanz richtig verstehen: Es bedeutet nicht, dass wir Frauen im Wechsel plötzlich zu viele Östrogene haben, sondern dass im Verhältnis zum Progesteron ein Überhang an Östrogen besteht. Selbst wenn der Östrogenspiegel grundsätzlich erniedrigt ist. Progesteron und Östrogen sind sozusagen Partner, für das hormonelle Gleichgewicht müssen beide im richtigen Verhältnis zueinander da sein. Man könnte es auch einfach andersherum sagen: Es besteht vorrangig ein Progesteronmangel und kein Östrogenmangel. Daher kommt Progesteron bei der Verschreibung von bioidentischen Hormonen in der Regel auch immer an erster Stelle. Hormonexpertin und Buchautorin Eva Marbach sagt dazu: »Weil die meisten Frauenärzte und selbst die Forschung im deutschsprachigen Raum hauptsächlich das Östrogen im Blick haben, wird also häufig ein vorhandener vermuteter Östrogenmangel behandelt, was die Situation noch verschlimmert, weil das Östrogen sowieso schon dominiert.«

## Wohlfühlhormon Progesteron

Progesteron ist der wichtigste Vertreter der Gelbkörperhormone. Es ermöglicht die Schwangerschaft und hält sie aufrecht. Die weiteren Effekte des Progesterons sind vielfältiger als noch vor Jahren angenommen. Über die 300 Progesteron-Rezeptoren auf Zellen einzelner Organe beeinflusst Progesteron viele Stoffwechselvorgänge, wirkt auf Knochen, Brust, Haut und Gefäße. Progesteron ist zudem Muttersubstanz für weitere Sexualhormone, die aus ihm gebildet werden, wie Östrogen und Testosteron. Besteht ein manifester Progesteronmangel, kann es daher zu vielfältigen Beschwerden kommen, die auch durch ein Defizit der Folgehormone ausgelöst sein können. Viele Frauenärzte und Experten für bioidentische Hormone teilen die Meinung, dass Wechseljahresbeschwerden zu rund 90 % durch ein Defizit an Proges-

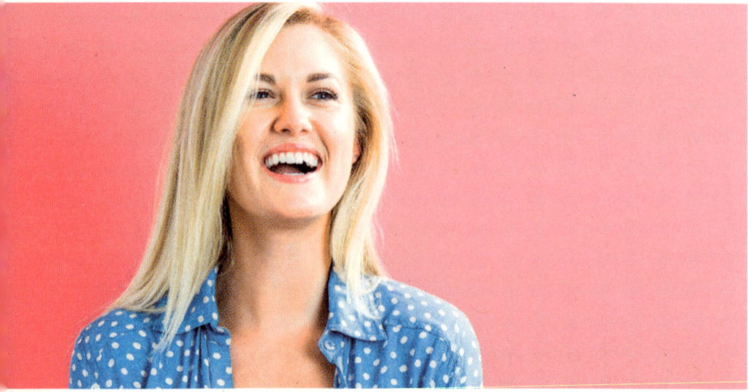

*Progesteron – wichtig fürs Wohlbefinden*

teron, das dem Östrogen als »Partnerhormon« fehlt, verursacht sind. Zirka 10 % schreiben sie einem Östrogenmangel zu. In Sachen Beauty hat Progesteron auch einiges zu bieten, sorgt es doch für straffes Bindegewebe und schützt vor Krampfadern und Falten. Wegen seiner beruhigenden und harmonisierenden Eigenschaften auf das Gehirn wird es auch oft als »Balsam für die Seele« bezeichnet.

### Progesteron ...

- senkt den Blutdruck bei Hypertonikern,
- schützt vor Schlaganfall und Herzinfarkt,
- stärkt die Gedächtnisleistung,
- stimuliert die Knochenneubildung,
- wirkt wie ein mildes Antidepressivum,
- lindert Kopfschmerz und Migräne,

- senkt den Insulinspiegel und kurbelt die Fettverbrennung an,
- vermindert Brustspannen,
- verhindert die Entstehung von Myomen und verschiedenen Krebsarten,
- lindert Hitzewallungen,
- steigert die Libido,
- fördert den erholsamen Schlaf, u. v. m.

## Jungbrunnen Östrogen

Östrogene wirken auf verschiedene Organe und Gewebe. In der fruchtbaren Phase der Frau sind sie wichtig für die Reifung der Eizelle und die Steuerung des Eisprungs. Werden Östrogene als bioidentische Hormone verschrieben, sollten sie grundsätzlich nur gemeinsam mit dem Partnerhormon Progesteron verabreicht werden, damit keine Östrogendominanz entsteht und damit die Östrogene überhaupt erst richtig wirken können.

### Östrogen …

- hilft bei Scheidentrockenheit,
- lindert Hitzewallungen,
- wirkt günstig auf den Zuckerstoffwechsel,
- hat einen positiven Effekt auf die Blutfettwerte,
- sorgt durch Wassereinlagerung und Bildung von bestimmten Eiweißen im Gewebe für eine glatte Haut,
- fördert die gesunde Darmfunktion,
- hemmt den Knochenabbau.

INFO

## DIE DREI ÖSTROGEN-GRUNDTYPEN

Ö oder E? Weil es sich in der Literatur so eingebürgert hat, bleibe ich beim Ö, wenn man grundsätzlich über die Gruppe der Östrogene spricht. Weil es im Englischen kein Ö gibt, wurde in medizinischen Fachkreisen ein E daraus gemacht.

**Es gibt drei Hauptarten des Östrogens: Estron (E1), Estradiol (E2) und Estriol (E3).**

Sie unterscheiden sich hinsichtlich ihrer biologischen Aktivität, darunter ist das Estradiol das wichtigste östrogene Hormon. Für Östrogene gibt es zum Andocken Alpha- und Beta-Rezeptoren. Östrogen, das sich an Beta-Rezeptoren binden kann, wird landläufig als »gutes« Östrogen bezeichnet, da es auch Schutz vor Brustkrebs bietet. Estradiol (E2) wird auch 17-Beta-Estradiol genannt. Estron (E1) hingegen bindet sich an Alpha-Rezeptoren. Bei Brustkrebs kommt Estron (E1) in größeren Mengen vor, darum wird mit Aromatasehemmern versucht, diesen Überhang zu reduzieren. Estriol (E3) wird vor allem in der Schwangerschaft produziert. Estriol (E3) soll vor Brustkrebs schützen und wird zur Brustkrebsbehandlung eingesetzt. Es blockiert andere Formen des Östrogens, die negative Wirkungen haben können. Zudem wird es oft in Cremes bei vaginaler Trockenheit beigemischt.

# Hormonersatztherapie – nur kontra!

Die herkömmliche Hormonersatztherapie (HET) wurde in den 1960er-Jahren begründet. Bei Wechseljahresbeschwerden wurde in den Anfängen eine Mono-Östrogen-Therapie durchgeführt. Dies führte jedoch zu einer erhöhten Rate an Krebserkrankungen der Gebärmutterschleimhaut. Ende der 1970er-Jahre kombinierte man Östrogen und Gestagen, ein hormonähnliches Medikament aus dem Chemielabor. In dieser molekularen Struktur kommen die verwendeten Gestagene nicht im Körper vor. Die Pharmaindustrie bekommt kein Patent auf körpereigene Stoffe, daher vertreibt sie solche in der Regel auch nicht. Der Chemikalie Gestagen werden dabei häufig noch weitere Eigenschaften Huckepack mit dazugeheftet, die in der Werbung noch für ihre Wirksamkeit auf schönere Haut und Haare und gute Stimmung ausgelobt werden, damit frau auf diesen Life-Style-Chemie-Zug aufspringt (→ Seite 82).
Viele Studien belegen, dass eine HET riskante Nebenwirkungen hat und unter anderem das Schlaganfall- und Brustkrebsrisiko begünstigen kann. In den letzten Jahren wurden daher weniger künstliche Hormonersatzpräparate verschrieben und Frauenärzte wissen inzwischen, dass seitdem auch die Brustkrebsrate signifikant gesunken ist. Deshalb wurde auch eine internationale Studie

aus dem Jahr 2002 mit über 160 000 Teilnehmerinnen vorzeitig abgebrochen: Die WHI-Studie (Women's Health Initiative) sollte belegen, dass durch die HET das Risiko für Herzinfarkte und Schlaganfälle sinke – das Gegenteil aber war der Fall. Bis heute diskutiert die Fachwelt über die richtige Interpretation dieser Studie. Ärzte, die die Substitution mit natürlichen Hormonen nicht kennen, empfehlen heutzutage daher maximal eine kurze und niedrig dosierte Intervention mit den gängigen Pharma-hormonähnlichen-Medikamenten.

INFO

## SCHON GEWUSST?

Wechseljahre sind keine reine Frauendomäne. Auch Männer kennen sie. Allerdings laufen sie nicht so abrupt ab. Zunächst sinkt der Testosteron-Spiegel kontinuierlich ab dem 40. Lebensjahr um 1 bis 2 % pro Jahr. Die Folgen sind dann oft zwischen dem 50. und 55. Lebensjahr zu spüren: Es kommt vor allem zum Rückgang von Libido, und der Muskel- und Knochenstoffwechsel wird schwächer. Viele Männer kennen auch das nächtliche Schwitzen.

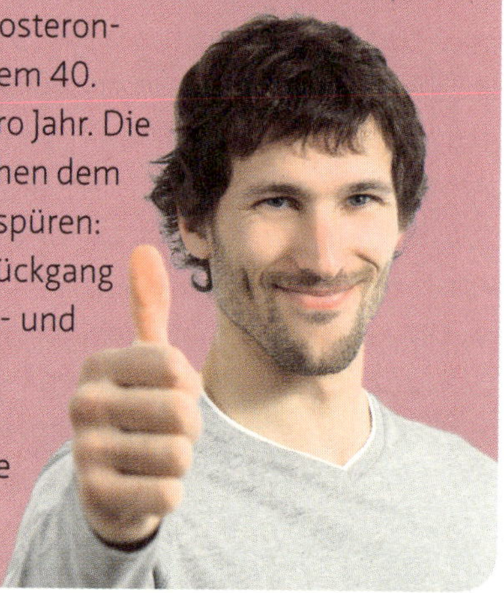

# Chemie contra Hormonsystem

Heutzutage kommt es häufiger vor, dass bei Mädchen die Pubertätsentwicklung viel eher einsetzt und dass Frauen im Durchschnitt zwei bis vier Jahre früher in die Wechseljahre kommen. Es gibt heute sogar Frauen, bei denen die Menopause bereits im Alter von 25 Jahren eintritt. US-Wissenschaftler haben einige Chemikalien identifiziert, die vermutlich dafür verantwortlich sind. Zusammenhänge mit verschiedenen Erkrankungen sind zwar noch nicht konkret nachgewiesen, aber hier gilt das Vorsorgeprinzip.

Umweltchemikalien können unser hormonelles System beeinflussen und damit auch die Aktivität der Eierstöcke. In einer amerikanischen Studie untersuchten Wissenschaftler das Blut von 1500 Frauen in der Menopause, die keine Hormonersatztherapie gemacht hatten. Sie fanden 111 verschiedene Chemikalien, darunter 15, die den weiblichen Hormonhaushalt beeinflussen können:

- neun polychlorierte Biphenyle: krebsauslösende Chlorverbindungen, die unter anderem als Weichmacher in Plastik verwendet werden,
- drei Pestizide: Chemikalien zur Schädlingsbekämpfung in der konventionellen Landwirtschaft,
- zwei Phthalate: Weichmacher in Kunststoffen,
- ein Furan: Furane sind organische Flüssigkeiten, die unter anderem zur Herstellung von Lösungsmitteln verwendet werden.

Auch das allseits beliebte Teflon, Perfluorierte Carboxylsäuren (PFCA), in unseren antihaftbeschichteten Pfannen hat es in sich: Es kann zu Veränderungen der Sexualhormone führen (und noch viele weitere Schäden auslösen).

## Xeno-Östrogene

Der Name steht als Sammelbegriff für Fremd-Östrogene aus der Umwelt. Sie alle können unsere Östrogen-Rezeptoren besetzen – wirken aber anders als die körpereigenen Hormone. Xeno-Östrogene sind in vielen Produkten enthalten, die auf Erdölbasis fabriziert werden (z. B. Teppiche, Plastikgeschirr). Fremd-Östrogene finden sich auch im Grundwasser (Rückstände der Antibabypille) oder in unserem Fleisch, da viele Tiere mit Hormonen behandelt werden. Xeno-Östrogene stehen als Verursacher in Verdacht für die nachlassende Beweglichkeit von Spermien und die sinkende Spermienzahl.

## Endokrine Disruptoren

Wechseljahre mit 30, Infertilität, Zyklusstörungen, Brustkrebs, Hodenkrebs – auch aus Kosmetika nehmen hormonaktive Umweltgifte Einfluss auf unser Hormonsystem. Zu den oben erwähnten hormonaktiven Umweltgiften gesellen sich sogenannte »endokrine Disruptoren« (EDCs) aus Kosmetika: Dazu zählen gängige Konservierungsstoffe wie Parabene und UV-Filter (OMC). Zwar sind die Stoffe alle zugelassen, doch wer verschiedene Kosmetika benutzt, erhöht sein EDC-Level zu einem hormonaktiven Gift-Cocktail. Achten Sie beim Kauf von Kosmetika in jedem Fall auf den Aufdruck »parabenfrei«, und greifen Sie nach Möglichkeit zu Sonnencremes mit natürlichen Lichtschutzfiltern.

INFO

## HORMONAKTIVE STOFFE MIT DER APP ERKENNEN

Mit der App »ToxFox« (→ Linkadresse im Anhang, Seite 126) kann durch einen Strichcode-Scan bereits direkt beim Einkaufen gecheckt werden, ob Produkte hormonell aktive Stoffe beinhalten. Noch besser: Nur Naturkosmetik Ihres Vertrauens kaufen oder Kosmetika selbst herstellen!

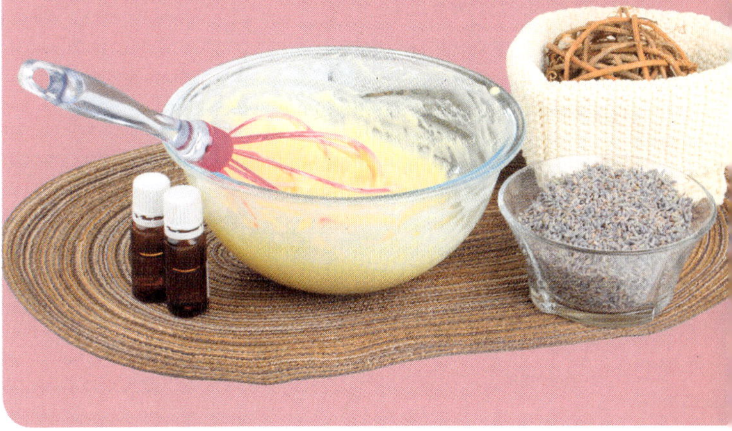

# Stress – das Rushing-Woman-Syndrom

Die rasant einhergehende Lebensstil-Veränderung in den letzten Jahrzehnten verlangt jetzt einiges von uns ab. Reflektieren Sie mal: Wie gemütlich war es vor zirka 30 Jahren, als Sie mit Nachbarn oder Freunden beim Kaffeeplausch zusammensaßen – ohne Handy und PC? Heutzutage stehen wir sprichwörtlich unter Strom und werden Tag und Nacht von sich überlagernden WLANs und anderem Elektrosmog bestrahlt. Tagsüber hetzen wir von einem Termin zum nächsten, um unser Tagespensum (Beruf, Haushalt, Kinder) zu bewältigen. Dabei checken wir zigmal E-Mails und SMS und sind immer für alle erreichbar.

Viele Frauen (und auch Männer!) haben ein Stresslevel erreicht, von dem sie nicht mehr herunterkommen und das bis zu totaler Erschöpfung und Burn-out führen kann. Hinzu kommt, dass sich viele Frauen abends an regelmäßigen Alkoholgenuss gewöhnt haben, als vermeintlich einziges Mittel, um »runterzufahren«. Doch Alkohol löst im Körper ebenfalls Stressreaktionen aus, belastet die Arbeit der Leber und triggert Schweißausbrüche. So kann man sich leicht vorstellen, dass Hitzewallungen & Co. auch zu einer Art Ventil des Nervensystems werden können. Denn wer immer unter Hochdruck steht, muss irgendwo auch Energie ablassen.

# Wenn die Nebennieren überlastet sind

Die Nebennieren sind – insbesondere für Frauen in der Menopause – äußerst wichtige Organe, denn sie produzieren weiterhin Hormone. Die kleinen Drüsen sitzen oberhalb der Nieren. Aus dem Grundbaustein Cholesterin wird dort auch Progesteron gebildet. Progesteron ist die Mutter aller Hormone, alle weiteren Sexualhormone können daraus synthetisiert werden, wie Östrogen und Testosteron. Sind wir im Stress, schüttet die Nebenniere Adrenalin und Cortisol aus. Gesteuert wird diese Hormonproduktion vom vegetativen Nervensystem, das sich willentlich nicht beeinflussen lässt. Adrenalin wird ausgeschüttet bei kurzzeitigem Stress, wenn Lebensgefahr besteht; dann rüstet sich unser Organismus mit dieser kurzzeitigen Hormonspritze für den

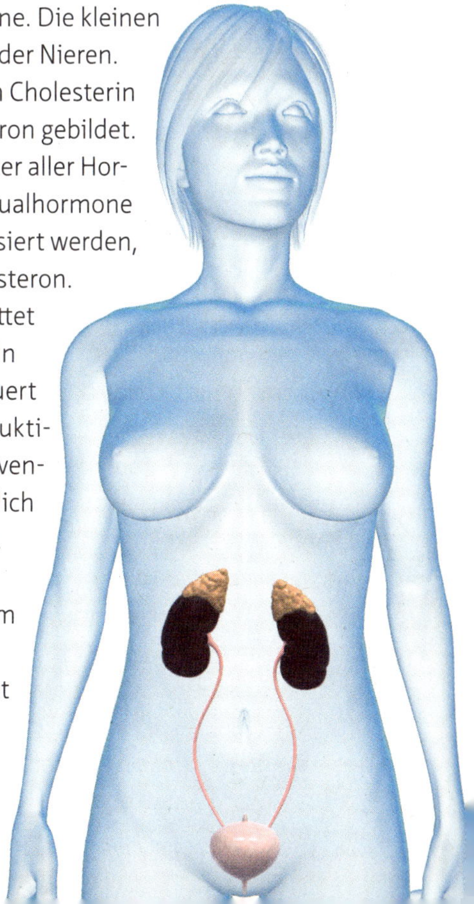

Kampf- oder Fluchtmodus. Bei Dauerstress wird die Cortisolproduktion hochgefahren. Doch unser Organismus reagiert unter chronischem Stress so, als ob wir noch in der Zeit der Jäger und Sammler lebten und unter Nahrungsknappheit leiden würden. Ein zu hoher Cortisolspiegel verändert unseren Stoffwechsel. Fett wird vermehrt für schlechte Zeiten eingelagert und Fettzellen lassen sich (auch durch Sport und Diäten) unter hohem Cortisoleinfluss nicht mehr so leicht abbauen. Besteht ein jahrelanger Dauerstress (dazu zählen etwa ein Scheidungsverfahren, Firmenpleite, Tod von geliebten Menschen ...), dann kann die Cortisolproduktion komplett abfallen, auch die Nebennieren sind dann erschöpft. Man fühlt sich ständig wie kurz vor einem Nervenzusammenbruch, und es kann zum »Burn-out-Syndrom« kommen – nichts geht mehr.
Bei einer Nebennierenerschöpfung wird auch das Hormon DHEA regelrecht verbraucht. Ein hoher DHEA-Spiegel steht für Wohlbefinden und Leistungskraft. DHEA ist eine Vorstufe für die Hormonproduktion von Testosteron und Östrogen und gilt als natürlicher Gegenspieler zum Stresshormon Cortisol. Weil der Körper unter Dauerstress immer mehr Cortisol benötigt, wird auch die Progesteronherstellung in Folge eingestellt. Dies ist eine mögliche Ursache für starke Wechseljahresbeschwerden, die aus einer Östrogendominanz und dem Fehlen von Progesteron im Körper resultieren. Eine vorangegangene Kortisontherapie kann ebenso Ursache für eine Neben-

nierenschwäche sein. Diagnostisch kann eine Nebennierenschwäche durch die Laborwerte eines Tagesprofils von Cortisol beurteilt werden.

Folgende Symptome deuten auf eine Nebennierenschwäche hin:

- tägliche Energieeinbrüche etwa nach dem Mittagessen
- ständiger Heißhunger auf Stimulanzien wie Kaffee, Schokolade, Zigaretten, Alkohol
- Schwitzen
- Sie fühlen sich bereits beim Aufwachen erschöpft
- Ihre To-do-Liste hört nie auf
- häufige Stimmungsveränderungen

Die Nebennieren stehen in einem funktionellen Zusammenhang. Wenn eine Schilddrüsenfehlfunktion (→ nächstes Kapitel) vermutet wird, sollte immer auch die Nebennierenrinde in den Fokus treten.
Neben Methoden zum Stressabbau und einer Veränderung der Lebens- und Arbeitsgewohnheiten, gibt es hochwirksame Heilpflanzen aus der Phytotherapie, die die Nebennieren unterstützen. Dazu zählen Ginseng, Rosenwurz, Süßholz, das Komplexmittel Phytocortal N und der Heilpilz Cordyceps.

▶ Näheres dazu auf Seite 80.

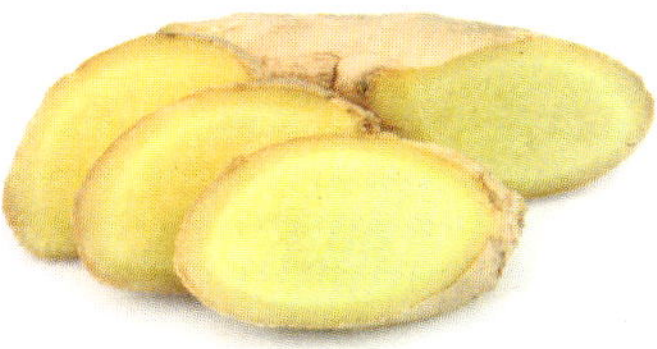

# Wenn die Schilddrüse verrücktspielt

Die schmetterlingsförmige Schilddrüse ist Speicherorgan für Jod und produziert die Schilddrüsenhormone Triiodthyronin (T3) und Thyroxin (T4). Sie spielen eine wichtige Rolle für Energiestoffwechsel, Stoffwechselgeschwindigkeit, Temperaturregulation und wirken auf Herz und Kreislauf. Gerade wenn es um das Thema Stress und Wechseljahresbeschwerden geht, sollte man die Schilddrüse im Auge behalten. Häufig liegt eine Schilddrüsenfehlfunktion vor, obwohl die Blutwerte im Normbereich sind. Ein Mangel von Jod und Selen kann eine Funktionsstörung begünstigen, aber auch eine Östrogendominanz oder eine erhöhte Cortisolausschüttung. Ist die Schilddrüse überaktiv, spricht man von einer Schilddrüsenüberfunktion. Produziert sie zu wenig Hormone, liegt eine Schilddrüsenunterfunktion vor.

Folgende Symptomatik kann frühzeitig auf eine Fehlfunktion der Schilddrüse hinweisen:

- Erregungszustände
- Schlafstörungen
- nächtliche Hitzewallungen
- Hitzeintoleranz
- Beengungsgefühle am Hals
- hektische Flecken am Dekolleté

Da die Schilddrüse zum Gesamthormongefüge des Körpers gehört, kann eine naturheilkundliche Unterstützung bei bestehender Fehlfunktion Wechseljahresbeschwerden bessern. Zur Abklärung der Schilddrüsenfunktion werden in der Labordiagnostik die Werte der Schilddrüsenhormone T3 und T4 sowie TSH (Thyreoida stimulation hormone) bestimmt. Manche Naturheilkundler gehen jedoch davon aus, dass selbst bei TSH-Normwerten bereits Störungen bestehen könnten, auch wenn sich diese noch nicht in dem Blutwert zeigen. Besteht ein Verdacht auf eine Schilddrüsenfehlfunktion, sollte auch eine Ultraschalluntersuchung gemacht werden.
Wird die Schilddrüse mit Thyroxin substituiert, erhöht dies möglicherweise den Cortisolbedarf. Dies kann auch Ursache für eine Erschöpfung der Nebennieren sein.

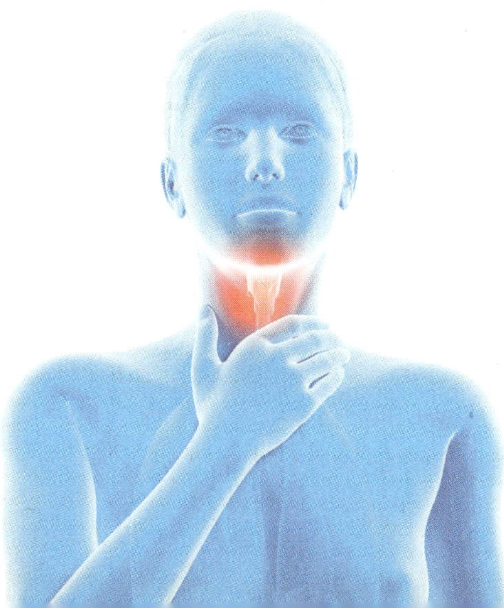

# Wie kann ich meine Hormone testen?

Grundsätzlich können Hormone im Speichel, im Blut und im Urin nachgewiesen werden. In der Regel entscheidet Ihr Therapeut, welches Verfahren er zum Nachweis anwendet, welche Werte für ihn wichtig sind und zu welchem Zyklus- oder Tageszeitpunkt die Bestimmung erfolgen soll.
Wer einen Nachweis über das Blut machen lassen möchte, kann beim Hausarzt sein Blutbild und zusätzliche Werte, die benötigt werden, zum Beispiel Progesteron, bestimmen lassen. Jeder Zusatzwert wird bei einem Blutbild mit rund +/– 10 Euro in Rechnung gestellt, eine relativ kostengünstige Variante für einen Hormonstatus. Speicheltests kann man direkt beim Behandler machen oder selbst über verschiedene Labors (→ Internet) bestellen und zu Hause durchführen. Sie geben Auskunft über mehrere Werte, beispielsweise über Cortisol, Progesteron, Estradiol, DHEA, Testosteron. Leider sind sie mit über 100 Euro relativ teuer.

## Welcher Test ist der beste?

Ob Blut- oder Speicheltest wird auch unter Ärzten und Heilpraktikern kontrovers diskutiert. Der Speicheltest soll zwar genauere Angaben liefern und frühzeitiger auf Hormonschwankungen hinweisen können, nach der

Gabe von Hormonen könnten die Werte aber verfälscht sein, weil sich manche Hormone in den Speicheldrüsen ansammeln würden. Da verschiedene Hormone zu verschiedenen Uhrzeiten ausgeschüttet werden, muss Melatonin beispielsweise beim Speicheltest abends getestet werden, für Cortisol muss ein Tagesprofil mit mehreren Speichelproben zu verschiedenen Uhrzeiten erstellt werden.

INFO

## HORMONSTATUS

Die angegebenen Werte sind durchschnittliche Referenzwerte. (Einheiten: ng/l = Nanogramm pro Liter, µg/l = Mikrogramm pro Liter)

Durchschnittliche Normalwerte in der Prämenopause

| | | |
|---|---|---|
| Estradiol | 1. Zyklushälfte: | 25–200 ng/l |
| | 2. Zyklushälfte: | > 80 ng/l |
| Progesteron | 1. Zyklushälfte: | < 1 µg/l |
| | 2. Zyklushälfte: | 5–12 µg/l |

Durchschnittliche Normalwerte in der Menopause

| | | |
|---|---|---|
| Estradiol | 1. Zyklushälfte: | < 25 ng/l |
| | 2. Zyklushälfte: | < 80 ng/l |
| Progesteron | 2. Zyklushälfte: | < 5 µg/l |

Durchschnittliche Normalwerte in der Postmenopause

| | |
|---|---|
| Estradiol | < 20 ng/l |
| Progesteron | < 1 µg/l |

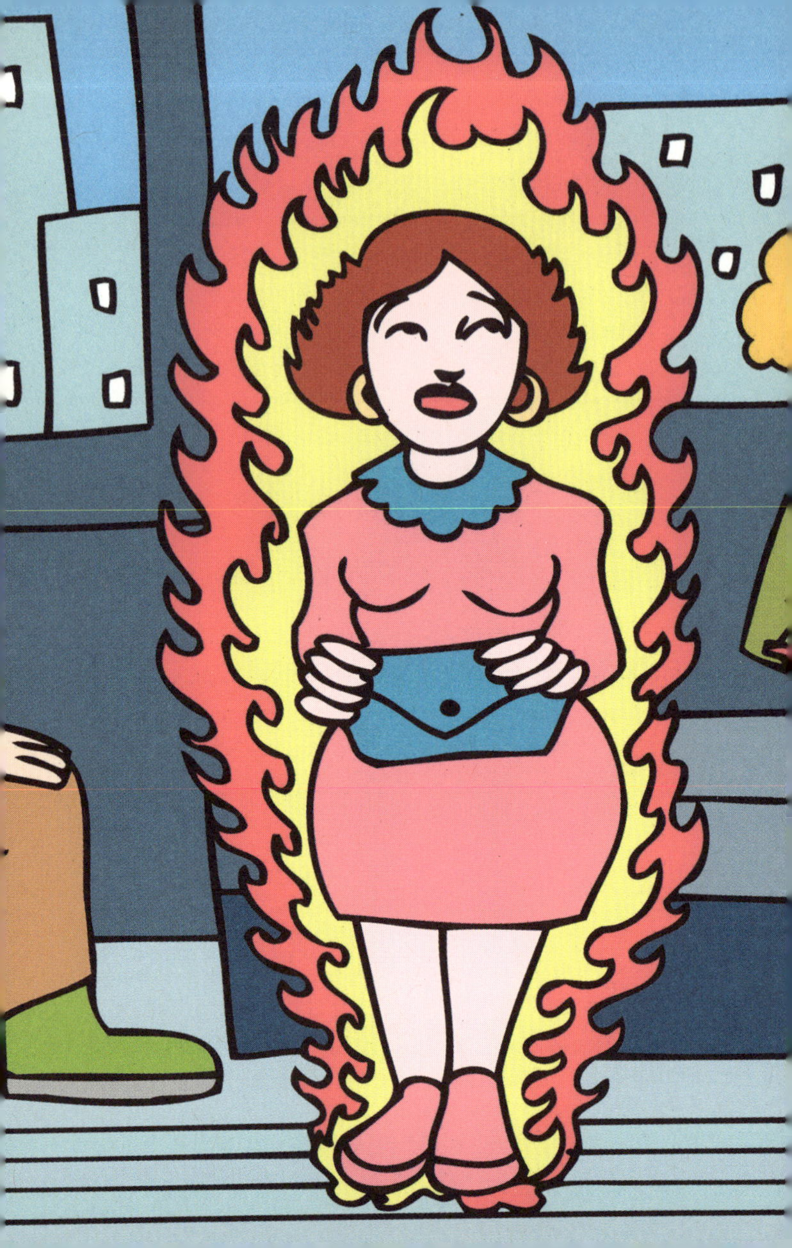

# Typische Wechseljahres-beschwerden

Habe ich Wechseljahresbeschwerden, und birgt ein manifester Hormonmangel Folgeerkrankungen?

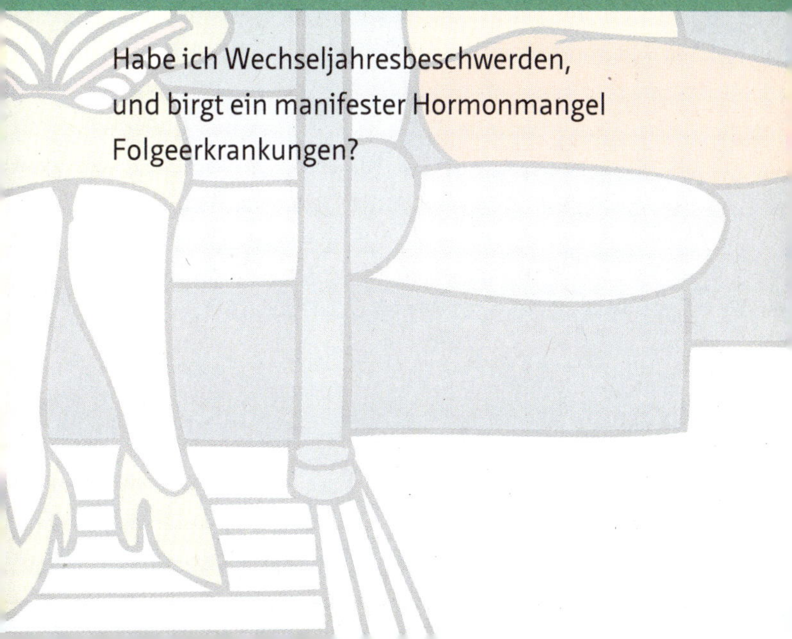

# Hormone außer Rand und Band

Schwankende Verhältnisse zwischen den Partnerhormonen Östrogen und Progesteron sowie Hormone auf Tiefstand können die verschiedenartigsten Beschwerden zur Folge haben. Zu den Symptomen, die uns Frauen am stärksten in unserem körperlichen Wohlbefinden beeinflussen, zählen Hitzewallungen und die häufig damit einhergehenden Schweißausbrüche. Viele Frauen sind davon mehr oder weniger stark betroffen und empfinden die plötzlich auftretende Hitze als äußerst unangenehm. Oft beginnt es mit einem Kribbeln im Brustbereich, dann steigt die Wallung wellenförmig nach oben in den Kopf. Zugleich nimmt die Hauttemperatur zu, Herz- und Pulsschlag sind beschleunigt. Jetzt kommt es zum Schweißausbruch. So plötzlich wie die Hitzewallung kam, so abrupt ist sie nach ein paar Minuten wieder vorüber. Doch dann kommt die Verdunstungskälte. Schweiß wird vom Körper ausgesondert, damit er wieder herunterkühlt. Das klappt auch gut, denn nach der Hitze kommt der Frost. In der Nacht sieht das so aus: Zudecken, abdecken, zudecken, abdecken ... entspannter Schlaf kann sich dabei nicht einstellen.
Wer diese Zustände nur aus Erzählungen kennt und sie nicht selbst erlebt hat, wird wenig mitfühlen können. Man denkt, »so ein bisschen Hitze kann ja nicht so schlimm sein«. Ist es aber. Besonders dann, wenn man ihr nicht auskommt.

INFO

## DIE GUTE SEITE DER HITZEWALLUNGEN

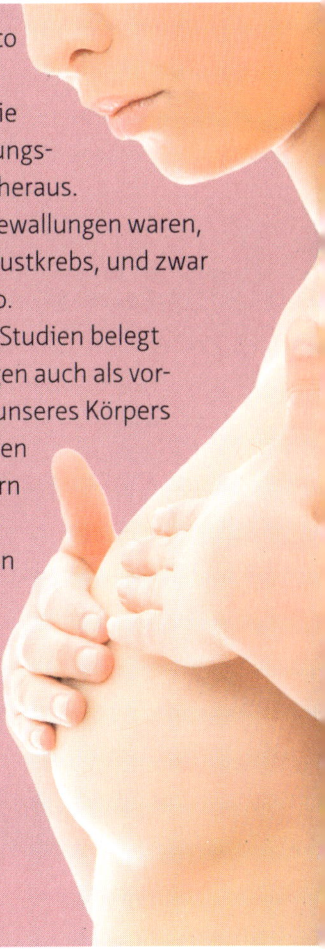

Je stärker die Hitzewallungen, desto geringer das Brustkrebsrisiko. Das fand man bei einer aktuellen Studie des Fred Hutchinson Krebsforschungszentrums in Seattle, Washington, heraus.
Je häufiger und intensiver die Hitzewallungen waren, umso weiter sank das Risiko für Brustkrebs, und zwar auf ein um 50 % niedrigeres Risiko.
Sollte dieses Ergebnis in weiteren Studien belegt werden, könnten die Hitzewallungen auch als vorbeugendes Selbsthilfeprogramm unseres Körpers und nicht als willkürliches Ausrasten des Temperaturzentrums im Gehirn gedeutet werden. Auch gibt es die Meinung, dass sich Hitzewallungen positiv auf die Gefäßelastizität auswirken würden und damit das Arterioskleroserisiko senken.
Durch diese Erkenntnisse können wir wieder mehr Vertrauen in die Weisheit unseres Körpers gewinnen: Nichts passiert durch Zufall oder ohne Sinn.

# Theorien aus Nah und Fern

Es gibt die verschiedensten Denkansätze darüber, woher die Hitzewallungen kommen.

## Das sagt die Schulmedizin

Ein plötzlicher Abfall von Östrogenen und anderen Hormonen verursacht die Ausschüttung von LH (luteinisierendes Hormon) durch die Hypophyse. Dies kann Hitzewallungen und Schweißausbrüche zur Folge haben. Der Hormonabfall triggert das Temperaturzentrum im Gehirn. Dieser Reiz löst fälschlicherweise die Annahme in unserem Organismus aus, dass eine Überhitzung bestünde. Um dieser entgegenzuwirken, kommt es zu Hitzewallungen und Schweißausbrüchen.

*Hitzewallungen – eines der größten Leiden*

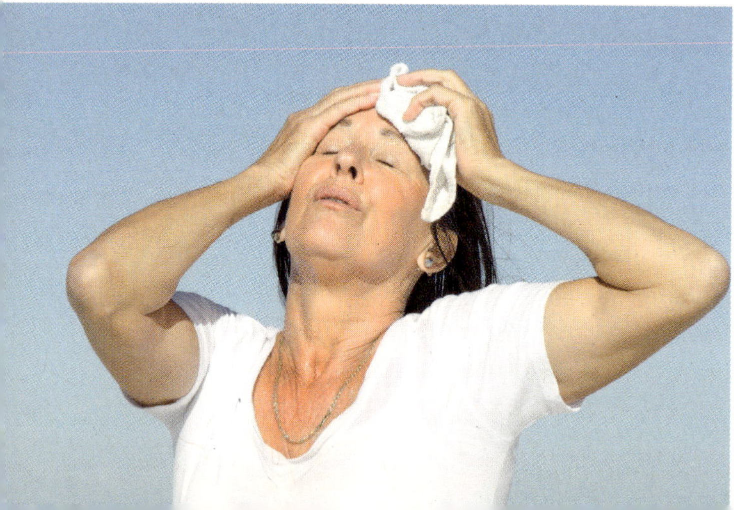

Es gibt auch die Meinung im Medizin-Establishment, dass es gar keine hormonell-bedingten Beschwerden gibt – alle seien ganz normale altersbedingte Erscheinungen, gepaart mit ein bisschen »Psycho« (Empty-Nest-Syndrom).
Dagegen hält wiederum Prof. Dr. med. Kerstin Weidner, Direktorin der Klinik und Poliklinik für Psychosomatik und Psychotherapie des Dresdner Uniklinikums. Sie fand in einer groß angelegten Studie heraus, dass zumindest Hitzewallungen und Schweißausbrüche eindeutig durch die Hormonumstellung verursacht seien.

## Das sagt die Chinesische Medizin

In der TCM, der Traditionellen Chinesischen Medizin, werden die Wechseljahre als »Zweiter Frühling« bezeichnet. Mit der Monatsblutung hatte die Frau die Möglichkeit, von ihrer Hitze abzugeben. Nach dem Ausbleiben der Menstruation verbleibt jetzt zu viel Hitze im Körper, weil der Organismus nicht mehr für einen ausreichenden Blutvorrat sorgen muss. Die Hitze ist also mit einem Energieüberschuss gleichzusetzen, in der TCM spricht man von zu viel Yang-Energie. Diesen Überschuss sollte die Frau nutzen, denn es ist die Energie für ihren Zweiten Frühling, für sich selbst und ihre innere Stärke. Durch diesen Energieüberhang kommt es zu einem Ungleichgewicht zwischen Yin und Yang – und erinnert analog natürlich an die Östrogendominanz. Auch die Yin-Energie nimmt laut TCM ab dem 49. Lebensjahr ab in Über-

einstimmung mit dem Sieben-Jahres-Zyklus der Frau. Yin wird den Nieren zugeordnet, sie sind die Organe, die in der TCM fürs Älterwerden stehen.
TCM-Ärzte sind bestrebt, durch geeignete Möglichkeiten wie Kräutermedizin, Akupunktur und Ernährungstipps einen harmonischen Ausgleich zwischen Yin und Yang herzustellen, um den Energiefluss zu aktivieren, damit es nicht zu Stauungen der Säfte kommt. Übungen aus dem Tai Chi und Qigong tun jetzt gut. Wichtig ist beispielsweise auch, die Yin-Kräfte durch mineralstoffreiche Ernährung zu stärken. Stark erhitzend wirkende Getränke wie Ingwertee oder Chai sowie scharf gewürztes Essen sollte man meiden. Besser zu kühlenden Lebensmitteln greifen – deren Wassergehalt sehr hoch ist – wie Apfel- oder Birnenkompott, Wassermelone, Gurke, Tomate. Das kühlt und baut gute Körpersäfte auf. Schleimbildende Nahrungsmittel (Milchprodukte) sollten gemieden werden und natürlich auch emotionaler Stress. Denn der vermindert ebenfalls die Yin-Energien. Ein ausführliches Anamnesegespräch und die Diagnosestellung eines TCM-Arztes mit Puls- und Zungendiagnostik sind wichtig, um die Therapieoptionen individuell auf die energetischen Gegebenheiten der Frau abzustimmen.

## Das sagt der Ayurveda-Arzt

Die fünf Elemente Feuer, Wasser, Erde, Luft und Raum verbinden den Menschen mit der Natur und werden in den drei grundlegenden Lebensenergien, den Doshas, ausgedrückt: Vata, Pitta und Kapha. Beschwerden zeigen immer ein gestörtes Verhältnis der Doshas auf. Je nachdem, welcher Typ oder Mischtyp man ist und welche Beschwerden auftreten, werden im Ayurveda individuelle Behandlungsmethoden aus Anwendungen, Kräutermedizin und Ernährung zusammengestellt. So trägt das Trinken von warm-heißem Wasser zur Entgiftung des Körpers bei. Eine Fußmassage mit Ghee (geklärter Butter) hat einen kühlenden Effekt, ebenso eine Kopfmassage mit Kokosöl. Sehr viele Ölanwendungen wie die Abhyanga-Massage tun nicht nur gut, sondern bauen effektiv Stress ab.

INFO

## DIE VENUSFRAU – VON HITZE AM MEISTEN BETROFFEN

Autor, Gynäkologe und Facharzt für Anti-Aging Dr. med. Michael Klentze hat Frauen und Männer in verschiedene Hormontypen unterteilt. Basis dafür ist beispielsweise die Schnelligkeit des Abbaus von Östrogenen. Die sehr weiblich wirkende Venusfrau ist seiner Ansicht nach am häufigsten von den Hitzewallungen betroffen. Es sind Frauen mit weiblichen Rundungen, weicher Haut und hübschem Gesicht. Die Venusfrau neigt zur Birnenform, zu Übergewicht und Cellulite.

# Die klassischen Beschwerden

Das Hormonsystem ist ein austariertes Räderwerk, das an ganz verschiedenen Körperfunktionen beteiligt ist, von der Psyche bis in die Knochen. Daher kann es in den Wechseljahren zu so verschiedenartigen körperlichen und seelischen Beschwerden kommen.

## Keine Angst vor Herzrasen und Brustbeklemmungen

Brustbeklemmungen und Herzrasen oder -stolpern, diese Symptome treten häufig in den Wechseljahren auf. Allein oder zusammen mit Hitzewallungen. Durch die Hormonturbulenzen ist das vegetative Nervensystem leichter erregbar, der Puls kann kurzfristig ansteigen. Solche Symptome sind in der Regel nicht gefährlich und nach ein paar Minuten so plötzlich vorüber, wie sie gekommen sind. Wenn sie nachts auftreten, rauben sie uns den ersehnten Schlaf.

## Wenn Muskeln und Gelenke schmerzen

Sie stehen in der Früh auf und fühlen sich plötzlich wie 100? Eine ungewohnte Morgensteifigkeit stellt sich ein? Rheumaähnliche Beschwerden und Schmerzen an Gelenken rangieren ganz weit vorn in der Skala der Wechseljahresbeschwerden. Die Durchblutung von Muskeln und Gelenken sowie die Kollagenproduktion – wichtig für die »Gelenkschmiere« – kann vermindert sein.

TIPP

***Knochenbrühe liefert wertvolles Kollagen***

*Nichts für Veganer und Vegetarier, aber wenn Sie zu den Mischköstlern zählen: Es gibt laut dem amerikanischen Arzt Dr. Klinghardt kaum etwas Gesünderes als Knochenbrühe. Er sieht die Brühe, gekocht möglichst aus verschiedenen Knochen, als wertvollsten Lieferanten für Mineralien wie Kalzium und Magnesium (brauchen wir auch für die Muskeln, besonders wenn wir viel schwitzen!) in optimaler Bioverfügbarkeit für unsere Zellen.*

*Und noch was ist drin in der Wunderbrühe: Proteine wie Kollagen. Je länger Sie die Knochen auskochen, desto mehr Kollagen wird aus dem Knochenmark ausgelöst. Bei der traditionellen »Bone Broth« gart man übrigens bis zu 24 Stunden lang Knochen von Weiderindern, Kalb und Huhn in Gemüse und Kräutern. Möglichst in Quellwasser, und möglichst alles bio. Ideal: Viel Knochenbrühe vorkochen und portionsweise einfrieren. Täglich einen Becher voll trinken.*

## Au weh: Trockenheit der Schleimhäute

Weil die Hormone auch an der Funktion der Schleimhäute beteiligt sind, kann es zu Trockenheit in den Augen und der Scheide kommen. Fehlt die Feuchtigkeit in den Schleimhäuten, wird die Haut dünner und ist nicht mehr so elastisch. Klar, dass das beim Geschlechtsverkehr Schmerzen bereitet. Und dadurch steigt die Anfälligkeit

INFO

## VAGINALKUGELN AUS KALT GEPRESSTEM KOKOSÖL SELBST GEMACHT

Die biologisch-natürliche Gleitcreme bei vaginaler Trockenheit ist schnell hergestellt.
Erhitzen Sie dazu 100 ml Kokosöl vorsichtig im Wasserbad, bis es flüssig wird. Lassen Sie es so lange abkühlen, bis es eine knetbare Konsistenz hat. Dann formen Sie haselnussgroße Kugeln daraus und bewahren diese im Kühlschrank auf.
Sie können sie direkt vor dem Sex einführen oder, um einer vaginalen Trockenheit generell entgegenzusteuern, ein paarmal in der Woche. Kokosöl hat zudem einen antimykotischen Effekt aufgrund der enthaltenen Caprylsäure.
**Achtung:** Kokosöl verträgt sich – weil ölhaltig – nicht mit Kondomen!

für Infektionen an. Hier kann man sich mit Feuchtigkeitsgels, Aloe-vera-Gel oder Zäpfchen (Vulnipharm) zum Einführen (ein halbes tut es auch!) sehr gut behelfen. Neue Rezepturen, bei denen Vaginalzäpfchen hoch dosiertes Vitamin D enthalten, stehen bei naturheilkundlichen Frauenärzten hoch im Kurs: Diese Zäpfchen spenden Feuchtigkeit, bieten zugleich einen guten Zellschutz und sollen sogar PAP-Werte von II bis III (die Zellentartungen am Muttermund klassifizieren) bei regelmäßiger

Anwendung verbessern können. Auch die Schleimhäute unserer Augen sind von dem Hormonmangel betroffen. Die Augen freuen sich über spezielle Augentropfen zum Befeuchten oder über Augentropfen mit Euphrasia (Augentrost) oder Calendula (Ringelblume).

## Starke Blutungen

Oft machen sich die Wechseljahre mit sehr starken Blutungen bemerkbar. In diesem Fall sollten Sie unbedingt frauenärztlichen Rat einholen. Bei großem Blutverlust kann es zu sehr niedrigen Eisenwerten kommen. Auch sollte ausgeschlossen werden, dass ein Myom die Ursache ist. Tee und Urtinktur von Hirtentäschelkraut können starke Regelblutungen lindern helfen.

## Probleme mit Blase und Harnwegen

Treten in den Wechseljahren besonders häufig auf, denn ein Hormonmangel kann das häufigere Auftreten von Blaseninfektionen und Blasenschwäche begünstigen. Bei der Belastungsinkontinenz (auch Stressinkontinenz genannt) sind Beckenbodenmuskulatur, Bindegewebe und vor allem der gesamte Schließmechanismus der Blase schlaff geworden. In Belastungssituationen mit erhöhtem Bauchdruck, z. B. beim Lachen, Niesen, Husten, oder auch beim Tragen von Lasten oder bei schnellem Laufen kommt es zum Harnverlust. Durch nachlassende Gewebefestigkeit kann sich auch die Gebärmutter gesenkt haben und Druck auf die Blase ausüben.

In dem Abschnitt über Gelenkschmerzen (→ Seite 46) haben wir schon erfahren, wie wichtig das Kollagen grundsätzlich für jede Art von Bindegewebe ist. Auch für den Blasenschließmechanismus, die Beckenbodenmuskulatur und das Bindegewebe wird ausreichend Kollagen benötigt.

Um die innen liegende Muskulatur des Beckens zu stärken, hilft sehr effektiv die Beckenbodengymnastik. Als Pionierin in der Erforschung des Beckenbodens gilt Benita Cantieni. Sie erkannte, dass grundsätzlich die unbeschwerte Bewegungsfähigkeit von der Integration der Beckenboden-, Becken- und Hüftmuskulatur in alle Bewegungsabläufe abhängt. Aus dieser Erkenntnis heraus entwickelte sie die Cantienica-Methode. Bewährt hat sich eine Abfolge von Anspannung und Entspannung.

TIPP

***Kleine Übung für zwischendurch***

*Kann im Stehen ganz leicht zwischendurch gemacht werden, z. B. an der Bushaltestelle. Dabei kneift man die Schließmuskeln zusammen, als ginge es darum, den Harnstrahl anzuhalten. Sobald man die richtigen Muskeln zusammenzieht, spürt man innen am Becken eine leichte Hebung der Muskeln. Diese Übung jeweils 6 bis 8 Sekunden lang und bis zu 8-mal hintereinander machen.*

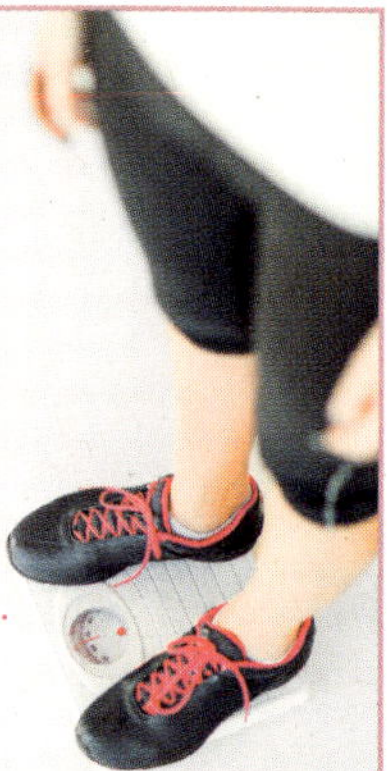

Übrigens: Mit Gymnastikübungen die Muskulatur des Beckenbodens zu trainieren ist nicht nur gut, wenn sich in der Menopause eine Blasenschwäche eingestellt hat. Ein kräftiger Beckenboden steht auch im Ruf, das Lustempfinden beim Sex für beide Partner zu steigern.

## Haarausfall und Damenbart – nein danke!

Jede Frau produziert neben den weiblichen auch männliche Sexualhormone (Androgene). Geht die Produktion der weiblichen Hormone zurück, kann ein Ungleichgewicht entstehen, dann sind mehr männliche Hormone vorhanden als weibliche. Daher ist unliebsamer Haarwuchs an typisch männlichen Körperstellen wie zum Beispiel im Gesicht (Damenbart) oder an den Beinen möglich. Eine Substitution mit bioidentischen Hormonen kann hier wieder das hormonelle Gleichgewicht herstellen.

## Gewichtsprobleme – Birne oder Apfel?

Die hormonelle Umstellung in den Wechseljahren wirkt sich bei vielen Frauen ungünstig aufs Gewicht aus. Aber schon in der Zeit davor kommen die negativen Folgen eines abnehmenden Energiebedarfes (Grundumsatzes) auf der Waage sichtbar zum Tragen. Da bereits ab dem 30. Lebensjahr die Muskelmasse ständig abnimmt, nimmt auch der Grundumsatz ab – der Körper verbraucht weniger Energie. Das führt dazu, dass viele Frauen trotz gleichbleibenden Essverhaltens zunehmen.

INFO

## ACHTUNG BAUCHFETT!

Der Birnentyp hat es jetzt besser mit seinem Hüftgold. Der Apfeltyp ist mehr davon betroffen: vom gefährlichen Bauchfett. Dieses sogenannte Viszeralfett im Bauchbereich produziert mehr als 20 verschiedene Fettgewebshormone, Entzündungsfaktoren und andere Stoffe, die ins Blut abgegeben werden. Darunter auch die Appetitmacherhormone Leptin und Adiponektin, das im Verdacht steht, die Insulin-Rezeptoren unempfindlicher zu machen. Daher wird Bauchfett in Zusammenhang gebracht mit dem gehäuften Auftreten von Diabetes, Bluthochdruck und Fettstoffwechselstörungen und einem erhöhten Risiko für Herz-Kreislauf-Erkrankungen.

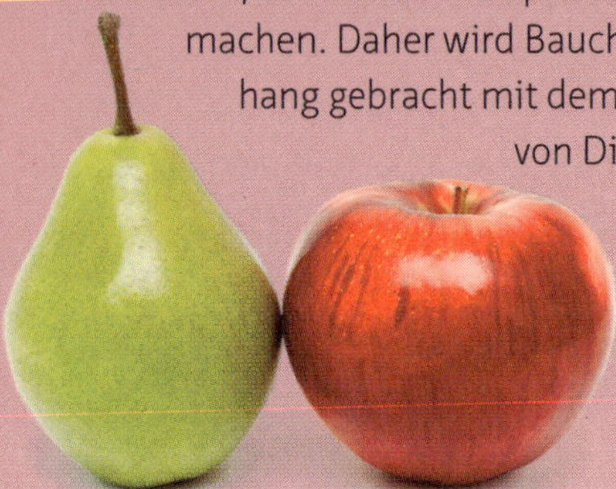

Dieser Zeitpunkt fällt oft mit dem Eintreten der Wechseljahre zusammen. Zudem kann sich die Fettverteilung verändern, denn die Östrogene beeinflussen auch die Körperfettverteilung.
Generell unterscheidet man zwischen der typisch männlichen Fettverteilung mit Fettpolstern vorwiegend im Bauchbereich (dem sogenannten »Apfeltyp«) und

der typisch weiblichen Form mit Polstern vorwiegend an Hüfte und Po (dem sogenannten »Birnentyp«).
Der relative Überschuss an männlichen Hormonen kann dazu führen, dass Frauen ein zunehmend männliches Fettverteilungsmuster aufweisen. Das kann ein optisches Problem darstellen (wie wahr!). Viel schwerwiegender ist jedoch der gesundheitliche Nachteil. Besonders das Bauchfett ist gefürchtet. Nicht nur, weil wir dafür keinen Schönheitspreis erhalten, sondern weil das Bauchfett auch Entzündungen im Körper begünstigt.

## Kognitive Störungen – was wollte ich noch mal?

Ist es Ihnen auch schon passiert? Sie treffen eine alte Bekannte – aber Ihnen fällt der Name nicht mehr ein? Oder Sie gehen in ein Zimmer – aber was wollten Sie dort gleich noch mal holen? Wenn Sie solche Situationen kennen und diese jetzt gehäuft auftreten, kann ein Hormonmangel die mögliche Ursache sein, denn Hormonveränderungen machen sich auch im Gehirn bemerkbar: Hormone aktivieren das Zentralnervensystem und damit auch unsere Merk- und Konzentrationsfähigkeit. Besteht ein Hormonmangel, kann das die Gedächtnisleistung negativ beeinflussen bis hin zur geistigen Erschöpfung.

## Schlaf – Sandmännchen, wo bist du?

Einschlaf- und Durchschlafstörungen – darunter leiden viele Frauen in den Wechseljahren. Man wacht auf (häufig zwischen 3 Uhr bis 5 Uhr) und kann einfach nicht mehr einschlafen, zählt Schäfchen und wartet vergeblich aufs Sandmännchen. Kommen noch Hitzewallungen dazu, ist es mit dem Schlaf ganz aus. Dann geht es die ganze Nacht rund: Heiß, Decke weg – kalt, Decke drüber. Wenn die Schweißausbrüche sehr stark sind, müssen viele Frauen zudem die Nachtwäsche und sogar auch die Bettdecken wechseln. Nach so einer Nacht geht niemand erholt und energiegeladen in den neuen Tag und fröhlich an die Arbeit. Chronische Schlafstörungen triggern natürlich dann auch andere Gesundheitsbereiche, man wird nervöser und reizbarer, und sogar die Infektanfälligkeit steigt an.

## Depressive Verstimmung – Glückshormone, wo seid ihr?

Eine ausgeglichene Hormonbalance sorgt für unser seelisches Wohlbefinden. Sind die Hormone auf Talfahrt, kann es zu Nervosität und Reizbarkeit, Abgeschlagenheit, Müdigkeit und Schlafproblemen, Konzentrationsschwäche, Kopfschmerzen, Stimmungsschwankungen bis hin zur Depression kommen. Das limbische System im Gehirn ist für unser emotionales Befinden zuständig. Dort gibt es Rezeptoren, an denen die Endorphine – unsere Glückshormone – andocken. Das macht gute Stimmung und schöne Gefühle. Weil die Sexualhormone im Gehirn Einfluss auf die Bildung von Endorphinen haben, werden in der Menopause häufig weniger Glückshormone gebildet.

Heutzutage gehen manche tatsächlich noch davon aus, dass es keinen Zusammenhang zwischen Hormonen und Gefühlen gibt. In einem Artikel über Wechseljahre sieht die Apothekenrundschau in ihrer Ausgabe vom 15. November 2016 keinerlei Zusammenhang zwischen Hormonen und Gefühlen und hält dies sogar für einen »Irrglauben«: »Der Wechsel kann lediglich Stimmungsschwankungen, die etwa durch eine ohnehin schwierige Lebenssituation entstehen, verstärken.« Dies untermauert auch die sich hartnäckig haltende sogenannte »Empty-Nest-Syndrom«-These, die besagt, dass eine Depression nur dadurch ausgelöst worden sei, weil jetzt die Kinder aus dem Haus sind. Mit anderen Worten: Immer noch möchte man uns Frauen weismachen, dass es Wechseljahresbeschwerden gar nicht gibt!

*Depressionen haben oft hormonelle Ursachen.*

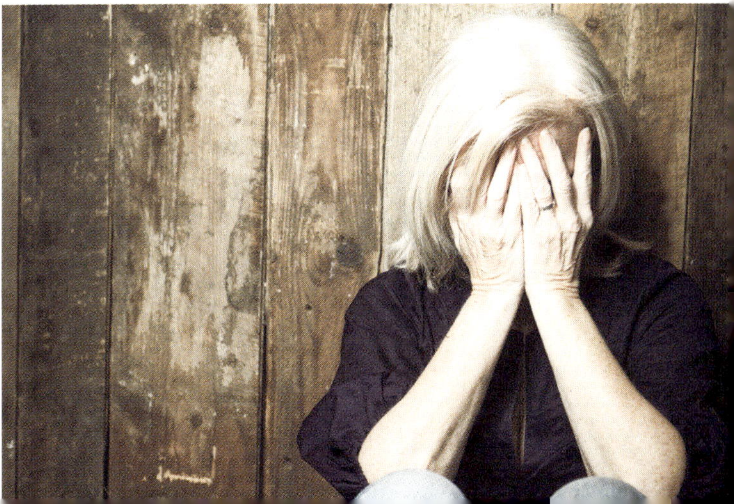

## Keine Lust auf Sex

Das zermürbt häufig auch unsere Beziehungspartner. Und klar: Wieder ist es die Östrogendominanz, die mit sinkendem Progesteronspiegel unsere Libido mit auf den Tiefstand reißt. Die Lust auf Liebe wird natürlich noch von weiteren Faktoren beeinflusst. Wenn wir unter Beziehungsproblemen, emotionalem Stress oder Ähnlichem leiden, kann dies das Lustempfinden beeinträchtigen – wir müssen also richtig reflektieren und nicht immer alle Schuld auf die Hormone schieben.

Natürlich ist Sex auch nicht so angenehm mit Scheidentrockenheit, unter der viele Frauen leiden; die Scheide wird in den Wechseljahren beim Sex langsamer feucht. Ein verlängertes Vorspiel kann das ausgleichen. Außerdem können Feuchtigkeitsgels oder Zäpfchen helfen (→ Seite 48). Auch Gleitcreme wirkt hier Wunder sowie naturheilkundliche Zäpfchen oder eine verschreibungspflichtige Salbe mit Estriol. Mit den Wechseljahren darf sich aber auch der Sex wandeln: Das innige, intime Zusammensein mit dem Partner wird möglicherweise wichtiger als der eigentliche Höhepunkt. Jetzt geht es nicht mehr um das stürmische Übereinanderherfallen wie in der Zeit des ersten Verliebtseins in unseren jüngeren Jahren, sondern eher um das Motto: Der Weg ist das Ziel.

# Mögliche Folgeerkrankungen

Der Ist-Zustand in einer hormonellen Dysbalance würde uns Frauen ja schon längst ausreichen. Hinzu kommt aber, dass ein dauerhafter Hormonmangel auch Risiko für ernsthafte Erkrankungen sein kann.

## Risiko Nr. 1: Osteoporose

Schätzungen besagen, dass jede dritte Frau nach den Wechseljahren von Osteoporose betroffen ist, denn der hormonelle Tiefstand beeinflusst den Kalziumhaushalt des Körpers negativ – die Knochen werden entmineralisiert, die Knochendichte nimmt ab, die Knochen verlieren an Stabilität und können brüchig werden. Im Bereich der Wirbelsäule kann es zu Umverformungen und chronischen Schmerzzuständen kommen, man spricht auch vom sogenannten »Hormonbuckel«. Weil der Kalziumhaushalt hormonabhängig ist,

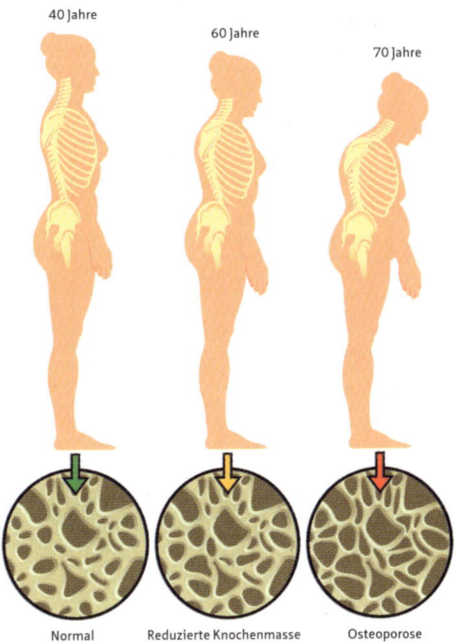

können wir in uns Milch und Mineraltabletten »hineinkippen«, wie wir wollen, deshalb kann auch nicht viel mehr Kalzium in den Knochen eingelagert werden. Die Forschung berichtet, dass die Osteoporose schon ein Jahrzehnt, bevor sie das erste Mal diagnostiziert wird, ihren Anfang nimmt. Durch eine Hormonergänzung mit bioidentischen Hormonen, allen voran Progesteron, sowie einer optimalen Vitamin-D-Versorgung kann einer Osteoporose entgegengewirkt werden.

## Risiko Nr. 2: Herz-Kreislauf-Erkrankungen

Eine andauernde hormonelle Dysbalance kann sich negativ auf Gefäßelastizität und Blutfettwerte auswirken und somit Arteriosklerose – ein Verstopfen der Blutgefäße – begünstigen. Arteriosklerose kann zu Schlaganfall oder Herzinfarkt führen, je nachdem in welcher Körperregion Gefäße verengt sind.

## Risiko Nr. 3: Morbus Alzheimer

Die Entstehung der Alzheimer-Erkrankung wird mit einem Mangel an weiblichen Geschlechtshormonen und des männlichen Geschlechtshormons Testosteron (das wir Frauen auch produzieren und das natürlich in der Menopause auf Talfahrt ist) in Zusammenhang gebracht. Grundsätzlich sind erheblich mehr Frauen als Männer von der Alzheimer-Krankheit betroffen. Nach der Menopause beschleunigt sich der Verlauf einer Alzheimer-Erkrankung deutlich.

EXKURS

## PROHORMON VITAMIN D

Mithilfe der UV-B-Strahlung des Sonnenlichts wird Vitamin $D_3$ in der Haut gebildet. Viele Menschen haben einen Vitamin-D-Mangel, der mit zunehmendem Alter manifester wird. Vitamin D wirkt vielen Erkrankungen entgegen, in der Frauenheilkunde ist es besonders wichtig:

- Wirkt **Osteoporose** entgegen. Hilft, Kalzium aus der Nahrung zu verwerten und in die Knochen einzulagern. Hormonexperte Dr. Lee empfiehlt zur Osteoporose-Therapie 10.000 IE Vitamin $D_3$ täglich. Für die Kalziumverwertung wird die gleichzeitige Einnahme von Vitamin $K_2$ empfohlen.

- Wirkt **Krebs** entgegen. Steht vielen Geweben zur Verfügung wie Brust, Gehirn, Eierstöcken. Schützt vor hormonabhängigen Tumoren, hemmt das Krebswachstum.

- Hilft bei **Depression.** Das Prohormon hat eine wichtige Funktion bei der Produktion von Serotonin und Dopamin. Besonders in den Wintermonaten nimmt daher die saisonal abhängige Depression (SAD) zu.

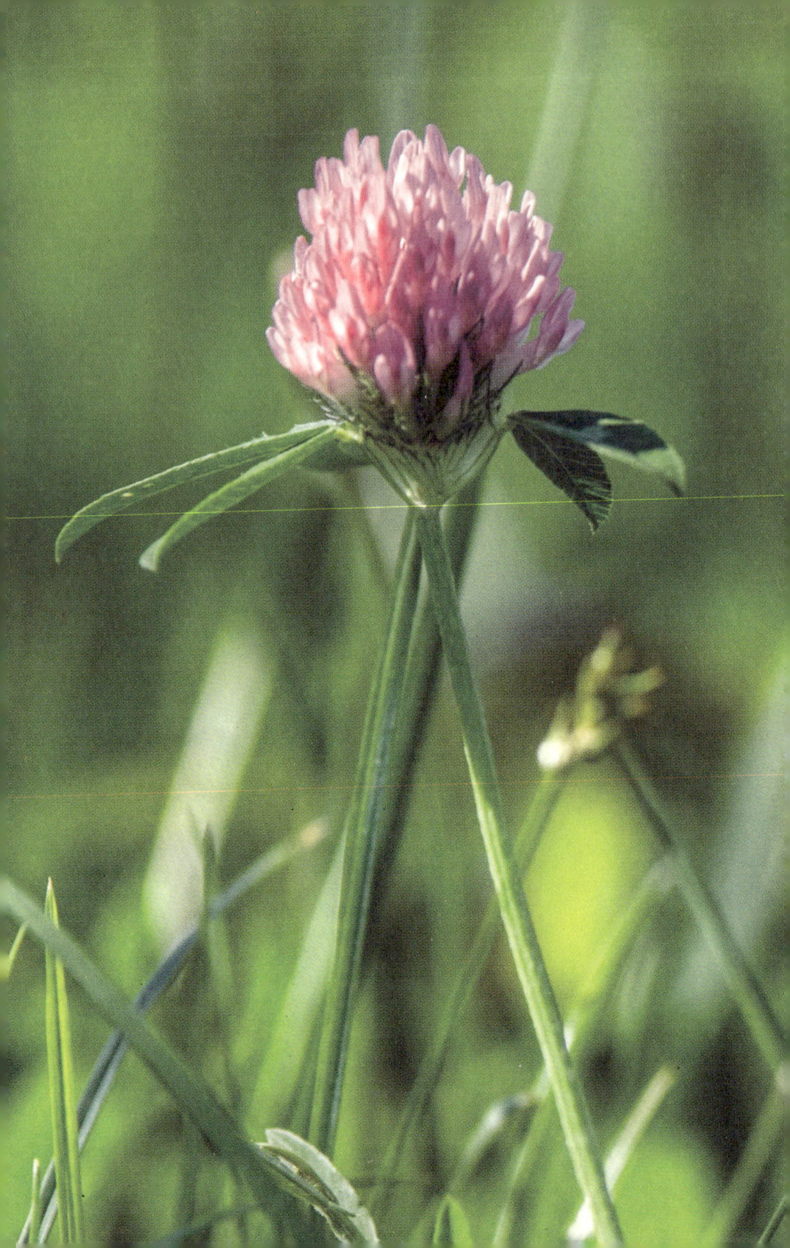

# Praktische Anwendungen

Hormonaktive Heilpflanzen, Homöopathika & Co. helfen, aus der Symptomspirale der Wechseljahresbeschwerden herauszukommen.

# Hilfe aus der Pflanzenwelt

Es gibt rund 300 Heil- und Nahrungspflanzen, die Wirkstoffe enthalten, die das Hormonsystem beeinflussen und sogar die Hormonproduktion ankurbeln können.

## Unterstützung mit Phytotherapie

Viele Heilpflanzen enthalten sogenannte Phytohormone, also pflanzliche Stoffe mit hormonähnlicher Wirkung. Sie docken an den Hormonrezeptoren an – wirken aber schwächer als unsere körpereigenen Hormone. Bei der Selbstbehandlung mit Phytotherapeutika rangieren Kräutertees an erster Stelle. Fertige Arzneizubereitungen aus der ganzen Pflanze oder aus einzelnen Bestandteilen, wie etwa Tropfen, Säfte, Tinkturen oder Tabletten, bieten standardisierte Wirkstoffe in stets gleichbleibender Menge und gewährleisten damit eine genaue Dosierung.

Heilpflanzen können zwar sehr wirkungsvoll sein, sind aber oft keine schnellen Helfer; der Wirkeintritt erfolgt vielleicht erst nach einigen Wochen. Geben Sie sich daher über mehrere Wochen Zeit, um die Wirkung beurteilen zu können.

Nachfolgend finden Sie die Heilpflanzen nach *östrogen-* und *progesteronwirksam* unterteilt. Wenn bei Ihnen möglicherweise eine Östrogendominanz vorliegt (→ Seite 20 f.), sollte diese durch die Auswahl an Tees und Nahrungsmittelergänzungsprodukten natürlich nicht einseitig verstärkt werden. Orientieren Sie sich dann an den progesteronwirksamen Heilpflanzen. Von der richtigen Heilpflanze zur richtigen Zeit kann man sehr viel Unterstützung erfahren. Passen Sie die Auswahl der Heilpflanzen daher auch den wechselnden Beschwerden an.

Heilpflanzen sind wahre Multitalente und haben oft ein sehr breit gefächertes Wirkspektrum. Dennoch fokussiere ich mich im Rahmen dieses Ratgebers auf die menopausalen Beschwerden (vorrangig Hitzewallungen) und werde daher all die anderen heilsamen Effekte, die die meisten Heilpflanzen auch noch entfalten, an dieser Stelle nicht in der ganzen Bandbreite thematisieren.

INFO

## ZU BEACHTEN BEI BRUSTKREBS

Frauen, die Brustkrebs hatten, sollten vorsichtshalber keine Heil- und Nahrungspflanzen mit Estradiol-Charakter verwenden, denn es kommt darauf an, ob sich die Phytohormone an den Alpha- oder Beta-Rezeptoren andocken. Natürlich gibt es auch Ausnahmen: So sollen beispielsweise der sibirische Rhabarber und die Traubensilberkerze trotz ihrer östrogenartigen Wirkungen einen positiven Effekt bei Brustkrebs haben. Halten Sie in jedem Fall Rücksprache mit Ihrem Behandler.

## Heilpflanzen mit Östrogen-Charakter

Folgende Heilpflanzen entfalten eine östrogenähnliche Wirkung:

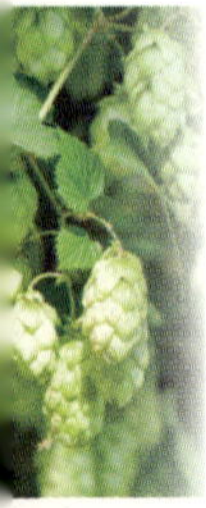

### Hopfen (Humulus lupulus)

Hopfen enthält östrogenartige Phytohormone sowie beruhigende ätherische Öle. Studien belegen, dass die Einnahme von Hopfen-Extrakten Hitzewallungen nach vier Wochen lindern würde. Hopfen wird allerdings kontrovers diskutiert: Besteht bereits eine Östrogendominanz, könnte diese durch Hopfen verstärkt werden. Auch ein Bierchen jeden Abend tut dann nicht gut.

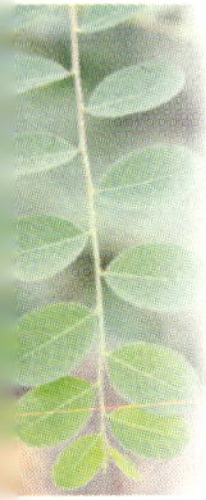

### Moringa (Moringa oleifera)

Der Meerrettichbaum ist eine nährstoffreiche Pflanze. Neben Mineralstoffen wie Kalzium enthält er auch 18 Aminosäuren, fast 50 antioxidative Stoffe sowie Phytoöstrogene wie Isoflavone und das Pflanzenhormon Zeatin. Moringa-Nahrungsergänzungen sind als Pulver, in Kapselform und als Presslinge erhältlich.

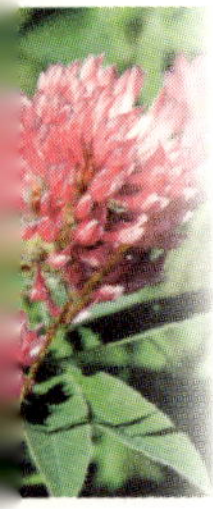

### Rot- oder Wiesenklee (Trifolium pratense, Trifolii pratensis flos)

Das blühende Kraut ist neben einer Vielzahl gesundheitsfördernder Inhaltsstoffe reich an Isoflavonen (Pratensein, Formononetin, Biochanin A), und kann bei einem manifesten Östrogenmangel angezeigt sein. Die enthaltenen Isoflavone binden sich an Östrogenrezeptoren und erzielen im Körper östrogenartige Wirkungen. Im Handel sind viele Präparate mit Rot- oder Wiesenklee erhältlich, auch als Teekraut. Frauen mit bestehendem Brustkrebsrisiko sollten wegen der östrogenähnlichen Wirkung ganz auf Rot- oder Wiesenklee verzichten.

## Sibirischer Rhabarber (Rheum rhaponticum)

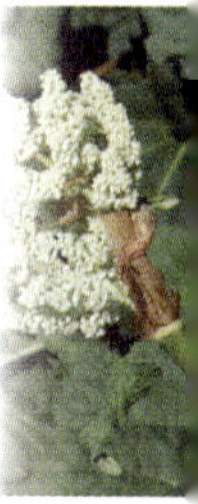

Der Rhapontikrhabarber wird bei Wechseljahresbeschwerden wegen seiner östrogenwirksamen Inhaltsstoffe verwendet. Als selektiver Östrogenrezeptormodulator bindet sich der sibirische Rhabarber an die »guten« Östrogenrezeptoren, die Beta-Rezeptoren. In Langzeitstudien wurde ein positiver Effekt bei Wechseljahresbeschwerden bestätigt. Die Inhaltsstoffe der Wurzel sind in Kapselform erhältlich.

## Traubensilberkerze (Cimicifuga racemosa)

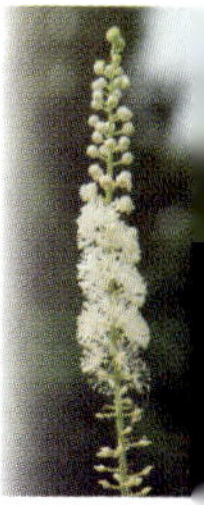

Durch ihre östrogenähnlichen Eigenschaften kann Cimicifuga bei klimakterischen Beschwerden helfen. Auch auf die Stimmung soll sie einen positiven Effekt haben. Die Traubensilberkerze gibt es als Teezubereitung, und man findet Extrakte aus ihren Wurzeln in vielen Fertigarzneien. Von den Phytoöstrogenen der Traubensilberkerze werden ausschließlich die »guten« Östrogenrezeptoren, die Beta-Rezeptoren, angesprochen. Bei Hitzewallungen und Schwitzen ist der Wirknachweis belegt. Cimicifuga ist gegen Wechseljahresbeschwerden als Arzneimittel zugelassen.

EXKURS

## SOJA (NEIN DANKE?)

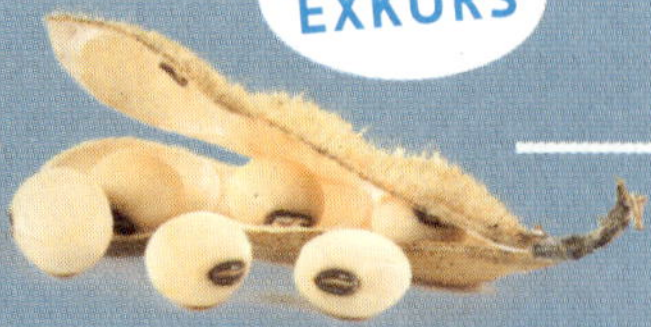

Aus der unscheinbar wirkenden Sojabohne werden die vielfältigsten Produkte gewonnen: Sojaflocken und Sojagranulat, Sojapaste (Miso), geräucherter, fester oder weicher Sojaquark (Tofu), Tempeh, Sojafleisch, Sojaöl sowie die würzige Sojasauce. In den 70er- und 80er-Jahren machte die Hülsenfrucht als Fleischersatz Karriere in der vegetarischen Ernährung und in den letzten Jahren als isoflavonhaltige Arznei für Frauen in den Wechseljahren. Neben hochwertigem Eiweiß, einem hohen Anteil an mehrfach ungesättigten Fettsäuren sowie Ballast- und Mineralstoffen, allen voran Magnesium, Kalzium und Kalium, aber auch Eisen, Selen und Folsäure, liefert die Sojabohne reichlich Carotinoide, mehrere B-Vitamine sowie Pantothensäure. Große Mengen an Pflanzenhormonen enthält Soja als die Isoflavone Genistein, Daidzein und Formononetin. Studien zeigen auf, dass Soja-Isoflavone einen Einfluss auf den Hormonhaushalt nehmen. Ein Umstand, den man in Japan dem regelmäßigen Verzehr an Tofu zollt, denn dort gibt es kaum Wechseljahresbeschwerden. Allerdings gehen Wissenschaftler davon aus, dass dieser Effekt eintrat, weil sich Japanerinnen über die Ernährung bereits seit ihrer frühen Kindheit täglich bis zu 100 mg Isoflavone zuführen.

EXKURS

Doch so schön alles klingen mag: Heutzutage wird der Verzehr von Sojaprodukten kontrovers diskutiert. Rohstoffe werden vorwiegend aus den USA, Brasilien und Argentinien importiert – Länder, in denen fast ausschließlich genmanipuliertes Soja angebaut wird. Wenn Sie Nahrungsergänzungen mit Soja beziehen, fragen Sie beim Hersteller nach, ob es sich um nicht-genmanipuliertes Soja handelt. Erst wer mehr als 200 g Tofu oder andere Sojaprodukte pro Tag verzehrt, kann eine Wirkung der enthaltenen Phytoöstrogene erwarten. Doch neben der Frage, ob das Soja genmanipuliert ist, werfen sich weitere gesundheitliche Probleme auf. Soja enthält viel Phytinsäure. Phytat bindet bestimmte Mineralien, sodass sie von der Zelle nicht aufgenommen werden können und somit ein Mineralmangel begünstigt werden kann. Bei Kindern steht Phytat im Verdacht, das Wachstum zu hemmen. Die im Tofu enthaltenen Lektine können zu Verdauungsstörungen führen und sogar die Darmwand angreifen. Es gibt noch einige weitere Inhaltsstoffe in der Sojabohne, die unserer Gesundheit mehr schaden als nützen, sogar die Jodaufnahme in der Schilddrüse kann gehemmt werden.
Fazit: Auch nicht-genmanipulierte Sojaprodukte gar nicht oder nur in kleinen Mengen verzehren! Frauen mit bestehendem Brustkrebsrisiko sollten wegen der östrogenartigen Wirkung ganz auf Soja verzichten.

## Heilpflanzen mit Progesteron-Charakter

Folgende Heilpflanzen entfalten eine progesteronähnliche Wirkung:

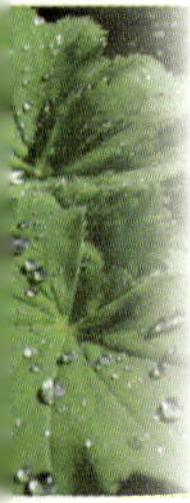

### Frauenmantel (Alchemilla vulgaris)

Die Alchemilla wird in der Frauenheilkunde bei vielerlei Beschwerden eingesetzt. Durch ihre Inhaltsstoffe mit Progesteron-Charakter wirkt sie ausgleichend bei einer Östrogendominanz. Die Wirkung der »kleinen Alchemistin« ist zwar viel sanfter als die von (bioidentischen) Hormonen, aber bei leichten Beschwerden ist sie eine gute Unterstützung und sollte im Therapieplan nicht fehlen. Viele Frauen berichten zudem von der harmonisierenden Wirkung auf die Stimmung. Frauenmantel ist als Teekraut und als Pflanzenurtinktur (Ceres) erhältlich.

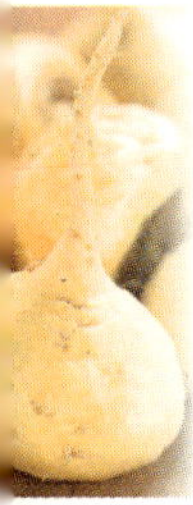

### Maca (Lepidium meyenii)

Das gelbe Maca wirkt am stärksten auf die Hormonregulation ein und wird als Frauen-Maca bezeichnet. Die gelbe Macawurzel enthält viel Kalzium, Kalium, Magnesium, Eisen, Jod, Phosphor, Zink, sowie essenzielle Fettsäuren, Proteine und Ballaststoffe. Extrakte aus der Inkawurzel haben klinischen Studien zufolge einen hormonbildenden Effekt. Zudem wirkt sich das Andengewächs positiv auf Leistungsfähigkeit, Stimmung und Libido aus. Eine placebokontrollierte Studie aus dem Jahr 2005 bestätigt, dass bei der Einnahme von zwei Kapseln täglich à 500 mg eine signifikante Veränderung des

Hormonhaushaltes festgestellt wurde. Maca soll sich vor allem auf eine Harmonisierung der Östrogendominanz positiv auswirken. Maca kann in Kapselform eingenommen oder als Pulver in Smoothies und andere Getränke gerührt werden.

## Mönchspfeffer (Agnus castus)

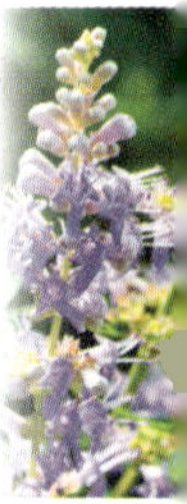

Seine Samen wirken prolaktinsenkend. Prolaktin ist ein Hormon, das vermehrt bei Stress ausgeschüttet wird und im Übermaß an Störungen der Zyklusfunktionen beteiligt ist. In der Menopause wird der Mönchspfeffer sehr geschätzt, weil er die körpereigene Herstellung von Progesteron anregt und so einer Östrogendominanz entgegenwirkt. In Bezug auf das Lustempfinden wird Mönchspfeffer kontrovers diskutiert. Die einen sprechen ihm Lust steigernde Wirkung zu, andere, dass er das Lustempfinden senke. Agnus castus ist als Teekraut erhältlich oder solo als Trockenextrakt oder Tinktur und auch in pflanzlichen Kombinationsfertigpräparaten.

## Passionsblume (Passiflora incarnata)

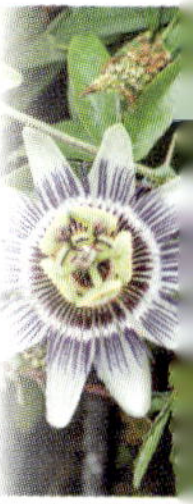

Die Extrakte des ganzen Krautes des anmutig blühenden Lianengewächses haben eine progesteronähnliche Wirkung in Kombination mit entspannenden und entkrampfenden Effekten. Wer unter Unruhe, Nervosität oder Ängsten leidet und einer Östrogendominanz entgegenwirken möchte, ist bei der Passionsblume richtig.

Zudem fördert sie die Einschlafbereitschaft und einen erholsamen, ruhigen Schlaf. Passionsblume gibt es als Teekraut und in Fertigpräparaten.

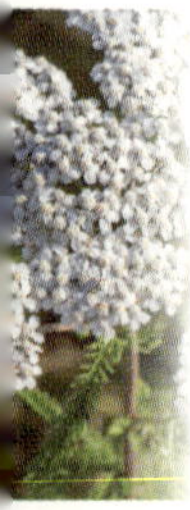

### Schafgarbe (Achillea millefolium)

Aufgrund ihrer zahlreichen Inhaltsstoffe werden der Schafgarbe mannigfaltige Heilwirkungen zugesprochen. Die enthaltenen Phytohormone haben vorwiegend eine Wirkweise mit Progesteron-Charakter. Die Schafgarbe ist als Teekraut oder Urtinktur und in Kombinationspräparaten erhältlich. Schafgarbe eignet sich sehr gut für Teemischungen.

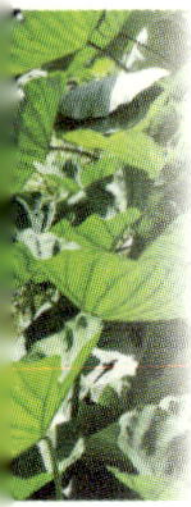

### Yamswurzel (Dioscorea villosa)

Die aus den Tropen stammende wilde Yamswurzel enthält in großen Mengen den Grundstoff Diosgenin, das ist eine Vorstufe, aus der durch chemischen Abbau Progesteron gewonnen wird. Im Körper kann Diosgenin nicht zu Progesteron umgewandelt werden – nur im Labor. Yamswurzel-Creme oder Nahrungsergänzungen mit Yamswurzel-Kapseln wirken daher nicht so stark wie das Progesteron in bioidentischen Hormonen. Dennoch soll das Diosgenin an Progesteron-Rezeptoren andocken und so einen schwach progesteronartigen Effekt erzielen. In vielen Ländern dient die Yamswurzel auch als essbares Nahrungsmittel: Die Lichtwurzeln (Dioscorea batata) sind ebenfalls reich an Diosgenin. Man erhält sie frisch in ausgewählten Bioläden oder im Bioversand.

## Weitere wichtige Heilpflanzen

Auch andere Wirkmechanismen von Heilpflanzen können bei Wechseljahresbeschwerden helfen:

### Johanniskraut (Hypericum perforatum)

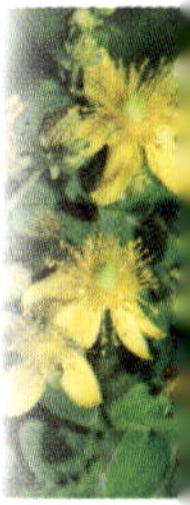

Vertreibt dunkle Wolken, hilft bei Schlaflosigkeit und Kopfschmerzen. Ganz ist das Rätsel um die stimmungsaufhellende Wirkweise des Johanniskrauts noch nicht gelöst. Manche Forscher glauben, dass der Hauptinhaltsstoff Hypericin die Ausschüttung von Melatonin ankurbelt. Andere vermuten, dass eine regulierende Wirkung auf den Dopamin-Noradrenalin-Haushalt ausgeübt wird. Tatsache ist: Johanniskraut behebt nervöse Unruhe und Depression – und das genauso gut wie ein Antidepressivum, wie Gießener Forscher in einer Studie über die Wirksamkeit von Johanniskraut an 300 Patienten herausfanden. Johanniskraut gibt es als Urtinktur und in Form von Dragees.

### Nachtkerzen-Öl

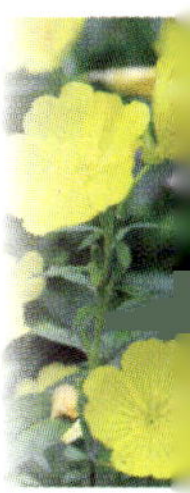

Aus den Samen der Nachtkerze wird ein Öl hergestellt, das die gesundheitsfördernden Fettsäuren Linolsäure und Gamma-Linolsäure enthält. Letztere wird im Körper zu Gewebshormonen und Prostaglandin E umgewandelt, das die Bildung von weiblichen Geschlechtshormonen ankurbelt. Nachtkerzen-Öl ist in Kapselform erhältlich. Ihm wird sowohl eine östrogen- als auch eine progesteronassoziierte Wirkung zugeschrieben.

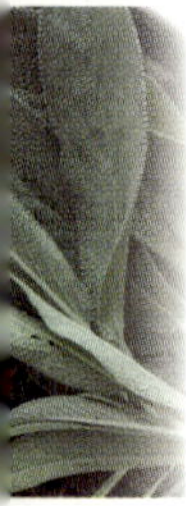

### Salbei (Salvia officinalis)

Neben einer Vielzahl an Heilwirkungen bei entzündlichen Erkrankungen weist Salbei eine stark schweißhemmende Wirkung auf. Frauen, die unter Nachtschweiß und übermäßigem Schwitzen an Händen und Füßen leiden, können von einer dreiwöchigen Teekur profitieren. Achtung: Salbeitee ist nicht für den Dauergebrauch geeignet, bei erhöhtem Blutdruck ist Vorsicht geboten. Als althergebrachtes Hausmittel können auch nächtliche Salbeiwaschungen Linderung bei sehr schweren Hitzewallungen bringen. Den Waschlappen im erkalteten abgekochten Sud tränken und den Körper damit abwaschen.

## Hochmoor statt Hormone

Fast vergessen, aber so wirkungsvoll! Bereits Paracelsus wies auf die heilende Wirkung des Badetorfs hin, 1802 entstand das erste Moorbad in Bad Pyrmont. Heute gibt es zahlreiche Kurorte in ganz Europa, an denen Moorbäder durchgeführt werden. Das rund 10 000 Jahre alte »Schwarze Gold der Erde« enthält konserviertes Sonnenlicht sowie Millionen von Pflanzen und Kräutern. Neben der allgemein stoffwechselanregenden, entzündungshemmenden und entgiftenden Eigenschaften wurde belegt, dass die Inhaltsstoffe Fulvin- und Ulminsäure eine hormonregulierende Wirkung besitzen, die sie beim Moorbad durch die Haut entfalten: Moor hat eine stimulierende Wirkung auf die Hormondrüsen. Nicht nur im Klimakterium. Viele Frauen mit unerfülltem

Kinderwunsch pilgern in die Kurbäder. So beispielsweise auch ins bayerische Bad Kohlgrub. Für jedes geborene Baby wird hier im »Lebenswald« ein Baum gepflanzt. Wer keine Möglichkeit hat, in ein Kurbad zu fahren, kann Moorbäder auch übers Internet bestellen.

EXKURS

## WECHSELJAHRE AUS DER SICHT HILDEGARDS VON BINGEN

Text: HP Margarete Samberger, PTA, Klösterl-Apotheke München

Die Äbtissin, Heilkundige und Mystikerin Hildegard von Bingen erwarb durch ihre visionäre Gabe ein umfangreiches Wissen über Körper, Seele und Geist. In der Tradition der Elemente- und Säftelehre beschreibt sie vier weibliche Konstitutionstypen, entsprechend den Säften Blut, Phlegma (zähfließender Schleim), gelbe und schwarze Galle. Geraten die vier Körpersäfte in ein Ungleichgewicht, hat dies unterschiedliche Auswirkungen auf den Körper, Stimmungen und Gemütszustände. Die Menstruation betrachtet sie als notwendigen reinigenden Abfluss und kennt Rezepte bei schmerzhafter, zu starker oder zu schwacher Monatsblutung. In ihren Originalschriften ist zu lesen: »Das Blut der Frau ist mehr mit Schleim durchsetzt als das des Mannes, da sie offen, gefenstert und windreich ist. Daher sind die Elemente in ihr auch wirksamer.« Bei Wechseljahresbeschwerden finden wir bei Hildegard von Bingen Heilpflanzen mit

EXKURS

entgiftender und ausscheidungsfördernder Wirkung. Als Universalmittel bei **Hormonregulationsstörungen** gilt eine Mischung aus Hirschzungenfarn, Zimt und langem Pfeffer, in Wein mit Honig abgekocht. Dieses Hirschzungen-Elixier verhilft zu einer vermehrten Sekretion aller Drüsen und sorgt durch die Scharfstoffe im langen Pfeffer für eine verbesserte Durchblutung.
Gegen **Hitzewallungen** hat bereits Hildegard von Bingen den Salbei beschrieben. Beigemengt unter Hirschzungenfarn, Primel und Mariendistel wird die Mischung als Tee oder Tropfen angewendet.
Bei **starken Blutungen** beschreibt die heilige Hildegard die Schafgarbe als hilfreiche Pflanze bei »Wunden im Körperinneren«.

**Das hilft in der Postmenopause**
Um die fehlende monatliche Reinigung durch die Menstruation zu ersetzen, beschreibt Hildegard von Bingen Schröpfanwendungen oder einen – maßvoll durchgeführten – Aderlass. Dieser wird nach genau beschriebenen Regeln nur zwischen dem 1. bis 6. Tag nach Vollmond durchgeführt und erfordert drei Tage Diät: »Eine richtig bemessene Blutentziehung aber beseitigt die schlechten Säfte und sorgt für den Körper wie ein Regen, der langsam und in nicht zu großer Menge auf die Erde fällt, diese bewässert und befähigt, Frucht hervorzubringen.«

# Hilfe aus der Homöopathie

Homöopathische Arzneien können sich ausgleichend auf den Hormonhaushalt und die damit einhergehenden Symptome auswirken. Ganz nebenwirkungsfrei.

## Homöopathika

Die Wirkweise der Homöopathie beruht auf dem Ähnlichkeitsprinzip, das der Begründer der Homöopathie, Samuel Hahnemann, in dem Satz »Similia similibus curentur« zum Ausdruck brachte: »Ähnliches werde durch Ähnliches geheilt.« Der Homöopath wählt ein Heilmittel, das in der nicht-potenzierten Urtinktur dem Beschwerdebild entspricht. Das passende potenzierte homöopathische Medikament, das Simile, gibt dem Organismus einen Impuls und regt dadurch das »Lebenskräftewalten« an.
Hier die vier meistverordneten Homöopathika:

### Calcium Carbonicum Hahnemanni

Bei Schwitzen, Neigung zu Wassereinlagerungen sowie emotionaler Labilität.

### Cimicifuga

Wenn die Monatsblutung noch unregelmäßig kommt. Bei Hitzewallungen, Gelenkbeschwerden, Kopfschmerzen, Stimmungsschwankungen, Schlafstörungen und Nervosität.

### Lachesis

Man verträgt keine Wärme und Enge. Bei Hitzewallungen mit anschließendem Frieren, rotem Gesicht. Bei Neigung zu Migräne, wechselnden Stimmungen und Unruhe.

### Sepia

Bei Reizbarkeit und depressiver Verstimmung bis hin zur Erschöpfung. Hilft bei Hitzewallungen mit Schweiß, vor allem nachts, und anschließendem Frösteln.

## Homöopathische Komplexmittel

Ein homöopathisches Kombinationspräparat entspricht zwar nicht dem eigentlichen Grundgedanken der Homöopathie, da hier verschiedene Substanzen in einem Medikament vermengt werden, oft in verschiedenen Potenzierungsstufen. Allerdings gehen jeder dieser »Kompositionen« tief greifende naturheilkundliche Erkenntnisprozesse voraus.

In der Anthroposophischen Medizin, etwa bei den Herstellern Wala und Weleda, trifft man häufig Komplexmittel an, deren Kompositionen zum Teil noch auf den Begründer der Anthroposophie, Rudolf Steiner, zurückgehen. Diese Medikamente werden so verstanden, dass sie synergistisch wirken, wie ein Orchester. Jeder einzelne Spieler ist unabkömmlich und macht das Orchester aus. Auch für den Laien sind Komplexmittel oft Erfolg versprechend in der Anwendung, da sich diese Kombinationen in der täglichen Praxis immer wieder bewährt haben und gezielt gegen verschiedene Beschwerden in den Wechseljahren ausgerichtet sind. Einige wichtige und häufig verordnete Komplexmittel für die Wechseljahre möchte ich hier vorstellen:

### Aurum/Apis regina comp., Wala

Bei klimakterischer Stimmungslabilität, nervöser Erschöpfung und kognitiven Störungen.

### Cimicifuga comp., Weleda

Lindert Hitzewallungen und Kreislaufstörungen.

### Klimaktoplant N, DHU

Bei Hitzewallungen, Einschlaf- und Durchschlafstörungen sowie Stimmungsschwankungen.

### Phytocortal N, Steierl

Fördert die sanfte Stimulation der Nebennierenrinde zu einer gesteigerten Bildung von körpereigenen kortisonartigen Verbindungen.

### Sambucus comp., Wala

Bei klimakterischen Störungen mit Hitzewallungen und Nachtschweiß.

### Sepia comp., Weleda

Bei seelischer Verstimmung, Gereiztheit und Hitzewallungen.

# Schüßlersalze

Heutzutage gehören die Schüßlersalze zu den am meisten angewendeten Naturheilmitteln unserer Zeit. Das liegt sicher daran, dass sich das leicht überschaubare System mit 27 Mitteln gut zur Selbstmedikation eignet. Eine kurmäßige Einnahme von drei Schüßlersalzen über drei bis sechs Wochen hat sich bewährt, beispielsweise als Dreier-Kombination Calcium fluoratum, Ferrum phosphoricum und Magnesium phosphoricum.
In der Behandlung von Wechseljahresbeschwerden werden folgende Schüßlersalze häufig verordnet:

## Nr. 1 Calcium fluoratum D6

Reguliert und harmonisiert den Hormonhaushalt. Wird verabreicht bei Gelenkschmerzen und Blasenschwäche.

## Nr. 3 Ferrum phosphoricum D6

Harmonisiert Hormonschwankungen, besänftigt Hitzewallungen und hilft bei Müdigkeit und Konzentrationsschwäche.

## Nr. 7 Magnesium phosphoricum D6

Das Schüßlersalz Nr. 7 erleichtert die Magnesiumaufnahme (wichtig, wenn man viel schwitzt!) und harmonisiert Hormonschwankungen. Es wirkt entkrampfend und entspannend und kann Kopfschmerz und Migräne lindern.

## Nr. 8 Natrium chloratum D6

Wenn es zu heftigen Hitzewallungen mit viel Schweiß kommt und bei trockenen Schleimhäuten.

## Nr. 11 Silicea D12

Wenn der Schweiß sehr sauer riecht. Bei Hitzestau und Wallungen im Kopf.

INFO

### DIE HEISSE 7 SORGT FÜR EINEN ENTSPANNTEN SCHLAF

Hilfreich am Abend: 10 Tabletten Schüßlersalz Nr. 7 in einem Glas heißen Wasser auflösen, schluckweise vor dem Schlafengehen trinken.

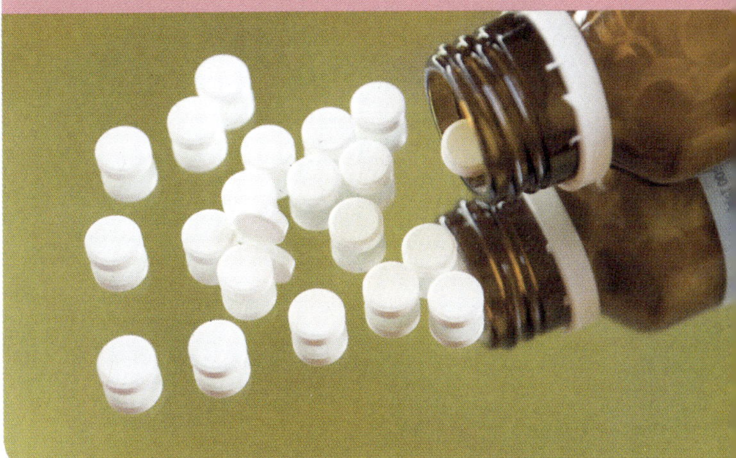

# Chinesische Heilpilze

In der Traditionellen Chinesischen Medizin (TCM) zählen die Heilpilze zu einer der wichtigsten Arzneimittelgruppen. Mittlerweile hat sich die »Mycotherapie« auch im Westen etabliert. Unter den Heilpilzen gibt es herausragende Heiler, die auch bei Wechseljahresbeschwerden helfen können. Hier die zwei häufig verordneten Heilpilze bei Wechseljahresbeschwerden:

## Reishi

Wirkt stärkend auf Hormon bildende Drüsen und hat einen entgiftenden Effekt auf die Leber. Fördert die Ausleitung von Hitze.

## Cordyceps sinensis

Soll bei einem erniedrigten Östrogenspiegel die Produktion von Estradiol anregen sowie die Hormonproduktion von Cortisol in den Nebennieren. Außerdem hebt es die Stimmung und entspannt.

**TIPP**

*ReiChi ist ein schmackhaftes Kaffeepulver mit einer Inhaltsstoffkombination, die wir im Wechsel sehr gut gebrauchen können. Gut, wenn wir damit sogar unseren Kaffeekonsum etwas reduzieren können. ReiChi enthält unter anderem Reishipilz, Magnesium, Vitamin $B_{12}$ und Ginseng.*

# Erste Hilfe mit bioidentischen Hormonen

Hier erfahren Sie alles Wissenswerte rund um bioidentische Hormone, wie sie helfen können und welche Anwendungsmöglichkeiten es gibt.

## Was sind bioidentische Hormone?

Bioidentische Hormone wie Progesteron und Estradiol werden zwar auch im Labor hergestellt, allerdings aus natürlichen Grundsubstanzen (z. B. aus der wilden Yamswurzel). Sie weisen exakt die gleiche molekulare Strukturformel auf, so wie die Hormone, die natürlicherweise in unserem Körper gebildet werden. Synthetische Hormone hingegen, wie sie in der Antibabypille oder in der Hormonersatztherapie verwendet werden, wurden in der molekularen Struktur verändert: Man kann sogar sagen, dass es sich hierbei gar nicht um Hormone handelt, sondern um Medikamente, die eine hormonähnliche Wirkung haben.
Warum gibt es so etwas überhaupt? Weil es kein Patent auf körperidentische Stoffe gibt. Daher kreieren Pharmaunternehmen als Alleinstellungsmerkmal beispielsweise unterschiedliche Gestagene, die noch diverse Schönheitseffekte mit sich bringen sollen. Doch die erhöhten Risiken für Thrombose und Brustkrebs wurden in den letzten Jahren weitestgehend durch Studien offengelegt.

Bioidentische Hormone bedeuten bei dem Drittel Frauen, das von Wechseljahresbeschwerden schwerstbetroffen ist und ohne wirksame Therapie den Alltag nicht mehr bewältigen kann, wirkliche erste Hilfe. Eine Beschwerdefreiheit kann bereits zwei Wochen nach der Einnahme eintreten.

Zur längerfristigen Einnahme gibt es aktuell eine einzige – aber großangelegte – Studie aus Frankreich an 100 000 Frauen vom Krebsinstitut Gustave Roussy, in Villejuif. Sie untermauert, dass bei der Einnahme von bioidentischen Hormonen – wenn gleichzeitig Progesteron und Estradiol gegeben wird – kein erhöhtes Brustkrebsrisiko besteht. Ganz im Gegenteil.

*Natürliche Hormone haben zu 100 % die gleiche Molekülstruktur wie unsere körpereigenen Hormone.*

(Körperidentisches)
Progesteron

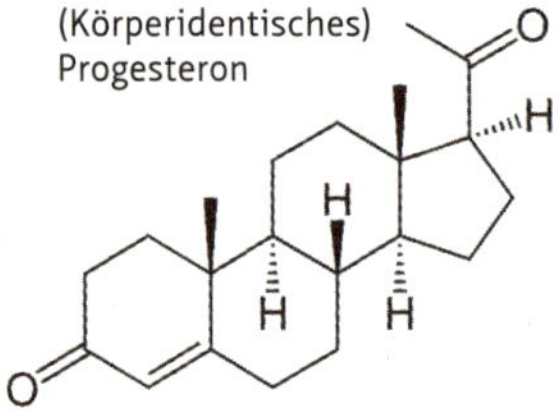


Gestagen
(z. B. Levonorgestrel)

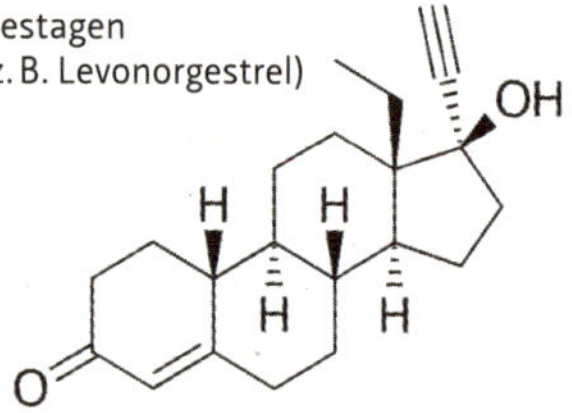


## Das richtige Mittel zur richtigen Zeit

Dieser Spruch gilt natürlich auch für die Anwendung von bioidentischen Hormonen. In den USA stehen sie schon lange hoch im Kurs und werden nicht nur wegen Wechseljahresbeschwerden als alternative Hormonregulation verabreicht, sondern auch wegen ihres Anti-Aging-Effekts.

Doch genauso hip, wie diese Welle ist, war es auch zu Anfang der 1960er-Jahre mit der Antibabypille und später der Hormonersatztherapie. Sie avancierten fast zur Modeerscheinung, und Millionen von Frauen nahmen diese Pillen vertrauensvoll ein. Erst viele Jahrzehnte später wurde man sich der negativen Folgen gewahr. Als natürliche Substanzen, so wie sie auch im Körper vorkommen, weiß man heutzutage kaum von negativen Begleiterscheinungen der naturidentischen Hormontherapie, wenn damit echte Mangelzustände ausgeglichen werden. Aber niemand weiß ganz genau, welche Effekte eine Dauereinnahme über viele Jahrzehnte haben könnte.
Ein sehr gewagter Ansatz wird von der Ingenieurin für Biomedizin und Buchautorin Beth Rosenshein (»Wechseljahre – nein danke!«) propagiert. Sie vertritt die These, dass es gut sei, den stetig absinkenden Hormonspiegel bereits ab einem Alter von 30 Jahren quasi prophylaktisch mit bioidentischen Hormonen zu substituieren und bis zum 75. Lebensjahr fortzusetzen, vor allem mit Testosteron. Die Wechseljahre würden dann gar nicht oder erst Jahrzehnte später auftreten. So soll auch der Osteoporose und anderen gesundheitlichen Problemen vorgebeugt werden.

## Wie lange soll man eigentlich bioidentische Hormone einnehmen?

Diese Entscheidung kann nur jede Frau gemeinsam mit dem behandelnden Frauenarzt für sich treffen. Ob nach Abklingen der Symptome aus Anti-Aging-Gründen weiter substituiert werden soll oder ob man die Gabe der körperidentischen Hormone auf einen bestimmten Zeitrahmen beschränkt, wird kontrovers diskutiert. Grundsätzlich ist die Gabe von Hormonen, seien sie auch noch so natürlich, immer ein Eingriff in unser Wunderwerk Organismus.

### Pausieren – ja oder nein?

Wenn Sie Ihre Monatsblutung noch (gelegentlich) haben, sollten Sie die Progesteroneinnahme dem natürlichen Körperrhythmus anpassen, denn jetzt werden die Hormone noch zyklisch produziert. Ihre Frauenärztin wird Ihnen einen Einnahmeplan erstellen.
Ob ein Pausieren in der Menopause notwendig ist, wird kontrovers diskutiert. Einige Therapeuten empfehlen, pro Monat jeweils für ein paar Tage mit dem Progesteron auszusetzen. Entweder einen Tag in der Woche oder eine Woche pro Monat. Sie sind der Meinung, das hilft, damit die Rezeptoren nicht die Sensibiliät für Progesteron verlieren. Andere Therapeuten wiederum empfehlen in der Menopause die durchgängige Einnahme und haben keine schlechten Erfahrungen in Sachen Wirkverlust.
Das große Netzwerk von medizinischen Fachkräften der Hormonselbsthilfe D-A-CH hat sehr viele Fälle mit verschiedensten Hormontherapien beobachtet. Nach deren Erfahrungen zeigt sich, dass es bei hoher Dosierung und langfristiger Substitution auch zu einer Hormonresistenz

kommen kann. Ein unreflektiertes Einnehmen wegen eines Anti-Aging-Effektes oder eines faltenfreien pralleren Hautbilds oder zur allgemeinen Osteoporoseprophylaxe sollte daher immer gut überlegt werden.

## Die Voruntersuchung

Eine ganzheitlich arbeitende Frauenärztin wird vor einer Gabe mit bioidentischen Hormonen zunächst immer Ihren Hormonstatus über einen Speichel- oder Bluttest bestimmen lassen und versuchen, mit genauer Dosierung der naturidentischen Hormone diesen Mangel auszugleichen. Auch wird sie gynäkologische Voruntersuchungen wie Gebärmutterhalsabstrich, Ultraschalluntersuchung und Brustuntersuchung vor einer Hormongabe durchführen. Zudem wird sie sich informieren über vorangegangene Vorerkrankungen, Krebserkrankungen, Thromboseneigung bei Ihnen und in Ihrer Familie.

## Verschiedene Darreichungsformen

Östrogen und Progesteron gibt es als transdermale Creme zum Auftragen. Progesteron ist auch in Kapselform erhältlich. Man kann den Kapselinhalt aber auch oral über die Mund- oder Vaginalschleimhäute aufnehmen.

### Bioidentische Hormoncreme

Naturidentische Hormone (außer den potenzierten) sind individualisierte Rezepturen und verschreibungspflichtig.

Sie erhalten sie ausschließlich auf Rezept. Es gibt Apotheken, die auf die Herstellung von bioidentischen Hormoncremes spezialisiert sind (→ Anhang, Seite 125 f.).
Die empfohlene Menge reibt man im täglichen Wechsel an eine zarte Hautstelle wie an den Unterarm, die Oberschenkelinnenseite oder die Leiste. Es ist von Frau zu Frau unterschiedlich, wie gut die transdermale Hautaufnahme ist. An einer Folgebestimmung Ihres Hormonstatus werden Sie sehen (und natürlich auch an Ihren Beschwerden bemerken), ob die Aufnahme über die Haut gut funktioniert. Die optimale Dosis lässt sich durch eine Creme gut dem individuellen Bedarf anpassen. In der Regel ist der Wirkstoff nach einer Stunde aufgenommen, und Sie können sich dann bedenkenlos duschen oder waschen.
Wichtig bei der Verwendung von transdermalen Cremes: Benutzen Sie immer ein eigenes Handtuch, damit andere im Haushalt lebende Menschen nicht von Hormonrückständen »kontaminiert« werden.

## Progesteron in Kapselform und in Cremes

Naturidentisches mikronisiertes Progesteron ist erhältlich in Cremes oder in Kapselform (in Sonnenblumenöl gebunden). Progesteron erhalten Sie als Kapseln als Utrogest® oder Progestan®. Wenn Sie eine Dosierung von 100 mg pro Kapsel benötigen, können Sie sich dieses Präparat von Ihrem Arzt verschreiben lassen und damit die Kosten der Selbstzahlung einsparen. Ebenso bekommen Sie auch Progesteron-Gels auf Rezept und von der Kasse erstattet. Diese sind allerdings sehr niedrig dosiert. Beim Progestogel® beispielsweise benötigen Sie für 50 mg Progesteron zwei sehr große Stränge à 25 mg Progestogel®. Das ist eine ganze Menge Creme zum täglichen Einreiben. Wenn die Dosierung höher sein soll, eignet sich dieses Gel nicht, aber Sie können als Selbstzahler auf Rezept ein höher dosiertes herstellen lassen. Zum Ausschleichen ist eine Progesteron-Creme/-Gel ganz ideal, weil sie im Gegensatz zur Kapsel individueller dosierbar ist.

Wird Progesteron über die Schleimhäute aufgenommen (oral über die Mundschleimhäute oder vaginal), geht man davon aus, dass rund 80 % des Wirkstoffes im Organismus ankommen. Beim Schlucken der Kapsel über die Verstoffwechslung der Leber um die 30 %. Einen Vorteil hat die abendliche orale Einnahme: Bei der Verstoffwechslung in der Leber entstehen Abbauprodukte, die

TIPP

***Progesteron-Kapsel vaginal anwenden***

*Wenn Sie abends im Bett liegen, die Progesteron-Kapsel mit einer Nadel aufstechen oder aufschneiden, in die Vagina einführen und ausdrücken. Kapselumhüllung wieder entfernen, da diese sonst am nächsten Tag lästigen Ausfluss verursacht.*

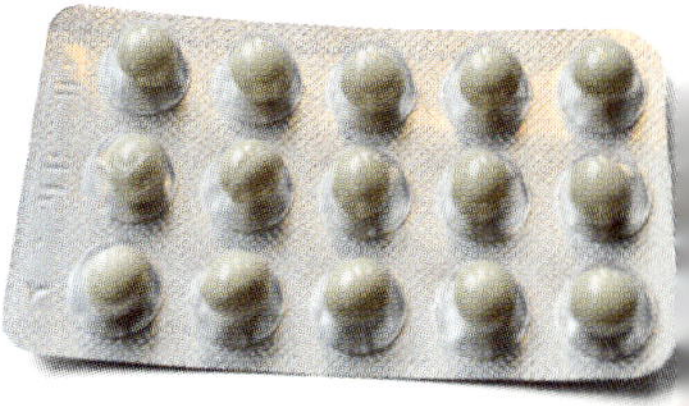

sehr schlaffördernd wirken. Progesteron wird auch zur Therapie in der Onkologie und beim Chronischen Müdigkeitssyndrom sowie bei Burn-out-Patienten eingesetzt.

## Östrogene in Cremes

Naturidentisches Estradiol (E2) wird in transdermale Cremes eingebunden. Die Darreichungsform in Cremes hat sich grundsätzlich sehr bewährt, da man bei Östrogenen mit niedriger Dosierung auskommt. Es gibt auch Duo-Cremes, die Estriol (E3) in einem natürlichen Verhältnis zum Estradiol (E2) aufweisen: Das »gute« Estriol (E3) bindet an die Beta-Rezeptoren an und wirkt anti-kanzerogen. Wenn mehr davon im Körper vorhanden ist als Estron (E1) – natürlicherweise ist das bei der gesunden Frau so – dann soll dieses Hormonverhältnis sogar einen Schutz vor Brustkrebs bieten. Estriol (E3) als alleiniger Wirkstoff in Cremes wird häufig zur Befeuchtung der Scheidenschleimhäute verschrieben.

## Potenzierte bioidentische Hormoncremes

Wer unter leichten Wechseljahresbeschwerden leidet, kann auch von homöopathisch potenzierten bioidentischen Hormonen profitieren. Diese Cremes sind rezeptfrei erhältlich wie Progesteron D4 Creme, Estradiol D4 Creme, Melatonin D4 Creme u.v.m. Sie sollen die körpereigenen Drüsen dazu anregen, wieder mehr Hormone zu produzieren. Auch zum Ausschleichen von bioidentischen Hormonen gut geeignet.

## Bioidentische Hormone ausschleichen

Wer die Dosis reduzieren oder die bioidentischen Hormone ganz absetzen möchte, sollte dies durch langsames Ausschleichen machen. Die Erfahrungsheilkunde hat gezeigt, dass eine Yams-Wurzel-Creme (Magic Yams), die die Yams mit spagyrischer Yams-Wurzel-Essenz und weiteren Bestandteilen aus der Spagyrik kombiniert, hier gut helfen kann, da sie den Körper stimuliert, wieder in die eigene Hormonregulation zu kommen.

## Die RimkusMethode®

Der Frauenarzt Dr. med. Volker Rimkus blickt auf fast dreißig Jahre Therapie mit bioidentischen Hormonen zurück. Weltweit sollen mehr als 50 000 Frauen mit seiner Methode behandelt worden sein. Dabei werden nach einem Speicheltest die relevanten Hormone sowie weitere Nahrungsergänzungsstoffe wie zum Beispiel das Spurenelement Kupfer individualisiert in Kapselform hergestellt.

Die Erfahrungsheilkunde zeigt, dass die RimkusMethode® große Erfolge verzeichnet und vor allen Dingen sehr praktisch ist und sehr schnell hilft, wenn starke Beschwerden bestehen. Jedoch erfolgt die Verstoffwechslung der Hormone bei der oralen Gabe komplett über die Leber. Die Behandlung und die Medikamente müssen selbst bezahlt werden. Es gibt ein Netzwerk von Therapeuten (→ Anhang, Seite 125 f.), die nach der RimkusMethode® arbeiten.

EXKURS

## HORMONRESISTENZ DURCH ÜBERDOSIERUNG?

**Elisabeth Buchner, Buchautorin, Referentin und Initiatorin der Hormonselbsthilfe D-A-CH, erläutert:**

»Über die Speicheltestung haben wir gelernt, dass manchmal schon sehr kleine Dosierungen ausreichen, um Beschwerden zu beseitigen. Dem wird von hoch dosierenden Fachkräften heftig widersprochen. In einem Punkt geben wir Fachkräften, die mit hohen Hormondosierungen arbeiten, recht: In den ersten Wochen fühlen sich manche Frauen nach dem Beginn einer solchen Therapie tatsächlich sehr gut (keineswegs alle). Dieser Effekt bleibt langfristig aber nicht immer bestehen. Irgendwann haben die Zellen sozusagen die Nase voll von den dauerhaften Überdosierungen. Das führt dazu, dass die Rezeptoren einer Zelle (›Zelltüren‹) keine weiteren Hormone ins Zellinnere einlassen, oder die Zellen werden für die ›zu laute Hormonbotschaft‹ immer schwerhöriger. Es entsteht eine sogenannte Resistenz im jeweils unterstützten Hormonbereich. Was wir vom Insulin und den Schilddrüsenhormonen kennen, kann genauso auch bei den Geschlechts- und Stresshormonen entstehen. Unsere Netzwerkkollegen sind immer wieder mit solchen Resistenz-Betroffenen konfrontiert.

EXKURS

Es dauert Wochen oder Monate und braucht viel Geduld, bis solch eine Resistenz abgebaut ist.«

**Alternative, behutsame Hormonregulation**
»Neben der Testung als Ausgangsbasis und Kontrolle für eine sanfte Regulierung, dienen viele Maßnahmemöglichkeiten aus den Bereichen Nahrung, Pflanzenwelt, Naturheilkunde und zugelassene Medikamente. Genauso wichtig ist es, störende Hormoneinflüsse über Kosmetik, Beruf und synthetisch veränderte Hormone zu kennen und zu vermeiden. Um ein Hormonchaos angemessen ins Lot bringen zu können, sind reichlich Fingerspitzengefühl, Erfahrung und individuelle Detektivarbeit nötig.
Dazu ermutigen wir Betroffene und Fachkräfte. Wer nach solchen naturgemäßen und individuellen Therapiewegen auf der Suche ist, der findet Ansprechpartner auf der Webseite www.hormonselbsthilfe.de – sowohl für eine Hormonselbsthilfe-Begleitung (für Selbsthilfemaßnahmen), als auch Fachkräfte für alternativen, behutsamen Hormonausgleich über therapeutische Wege.«

▶ Bücher von Elisabeth Buchner: *Wenn Körper und Gefühle Achterbahn spielen – Hormone natürlich ins Gleichgewicht bringen, Der Mann und seine Hormone*

# Was sonst noch hilft!

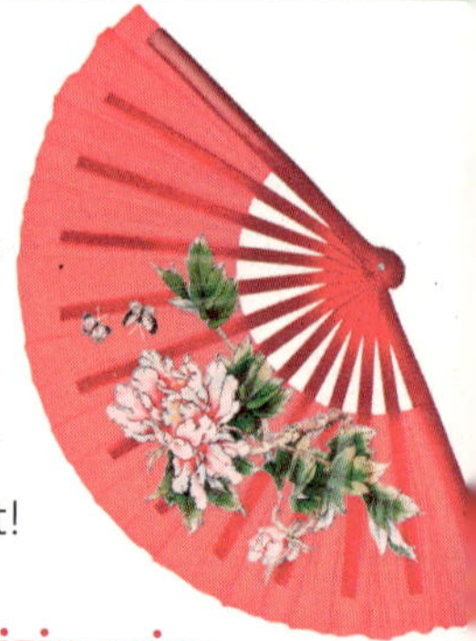

Ob Superfoods, Hormonyoga oder das Zufächeln von kühler Luft – stellen Sie sich Ihr eigenes Konzept zusammen, und probieren Sie aus, was Ihnen hilft und Erleichterung oder Kühlung bringt!

## »Deine Nahrung soll deine Medizin sein«

Leider hat sich der weise Ausspruch des griechischen Naturheilkundigen Hippokrates (324–469 v. Chr.) fast ins Gegenteil gewandelt: Unsere Nahrung macht uns krank. Und wenn wir uns in den Wechseljahren befinden, können die Vergiftungen mit hormonaktiven Stoffen aus Plastik, Pestiziden und Kosmetika Ursache dafür sein, dass unsere Beschwerden sehr stark sind oder dass die Wechseljahre zu früh einsetzen oder sehr lange andauern. Viele gute Gründe, um die Ernährung umzustellen und die Vitalstoffdepots wieder aufzufüllen.

TIPP

***Blutzuckerschwankungen vermeiden***

*Hitzewallung erfolgen häufig gleichzeitig mit dem Absinken des Blutzuckerspiegels. Sie können den Blutzuckerspiegel auf einem Level halten, indem Sie anstelle von drei Mahlzeiten fünf kleinere zu sich nehmen. Die Zwischenmahlzeiten sollen aus gesundem Obst und Gemüse bestehen.*

## Clean Eating

Die Jahre wechseln – Ihre Ernährungsweise sollte das auch tun: Lassen Sie nicht zu, dass Ihr Körper noch weiter vergiftet wird: Kaufen Sie möglichst regional und bio. Keine industriell verarbeiteten Lebensmittel, die mit künstlichen Zusätzen versehen sind. Diese sollten komplett vom Speiseplan gestrichen werden. Reduzieren Sie den Fleischanteil in Ihrer Nahrung. Vermeiden Sie die Kombination von Fett und Zucker. Reduzieren Sie sehr stark glutenhaltige Nahrungsmittel, Soja und Milchprodukte. Das klingt bitter – ist aber gesund! In Kochbüchern zu den Themen Clean Eating oder vegane Ernährung finden Sie viele leckere Anregungen. Orientieren Sie sich an der Formel 80:20. Bedeutet: Wenn Sie zu 80 % gesund essen, dürfen Sie zu 20 % zwischendurch mal Schummelmahlzeiten essen, ohne dass es gleich schaden muss. Ein kleines Trostpflaster.

## Superfoods – hormongesund essen

Superfood – so bezeichnet man Obst oder Gemüse, das besonders reich an bestimmten gesundheitsfördernden Inhaltsstoffen ist. Uns geht es vor allem um die Gruppe der sogenannten Phytoöstrogene und Phytoprogesterone. Phytoöstrogene kommen in vielen Nahrungsmitteln vor, man unterteilt sie in die Stoffgruppen Lignane, Isoflavone und Coumestane. Phytoöstrogene wirken ähnlich wie das Sexualhormon 17-Beta-Estradiol. Allerdings ist die Wirkung viel schwächer als die unseres natur-

identischen Hormons. Aber dennoch: Wenn Sie sich an den Superfoods orientieren und täglich zirka drei davon verzehren, addiert sich natürlich auch die Wirkung. Sie brauchen also nicht zwei Kilo wilde Heidelbeeren pro Tag verzehren. Lassen Sie sich überraschen, in wie vielen verschiedenen und vor allem auch leckeren Nahrungsmitteln hormonaktive Substanzen stecken. Essen Sie ab jetzt hormonunterstützend – kombiniert mit weiteren Mitteln oder Anwendungen aus der Naturheilkunde. Seien Sie einfallsreich und kreieren Sie ab jetzt »hormonische Menüs«.
Nachfolgend für Sie die Hitliste hormonell wirksamer Superfoods:

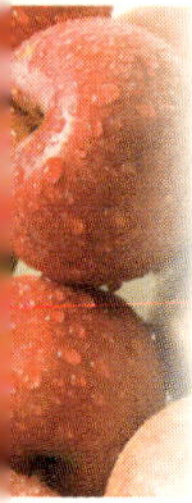

## Apfel

Viel Wasser, wenig Kohlenhydrate und ein großer Reichtum an Vitaminen, Spurenelementen und dem Faserstoff Pektin zeichnen den Apfel aus. Und der Volksmund weiß schon lange »an apple a day keeps the doctor away«. Neben vielfältigen Heilwirkungen in Sachen gesunde Verdauung, Herz-Kreislauf und Immunsystem reguliert der Apfel durch seine Phytohormone Beta-Sitosterol, Estrone, Tryptophan, Campesterol, Luteolin und Quercetin auch das hormonelle System. Das Flavonoid Phloridzin soll nach der Menopause vor Osteoporose schützen. Laut einer Studie ist der gesundheitsfördernde Effekt am größten, wenn Sie täglich drei Äpfel verzehren.

## Apfelessig

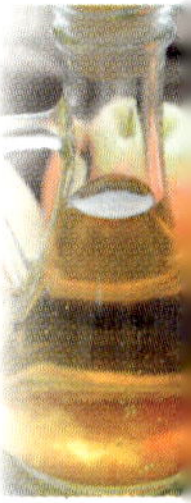

Fast alle Inhaltsstoffe des Apfels sind in ihm enthalten. Darüber hinaus ist er reich an Aminosäuren und Enzymen. Bio-Apfelessig besitzt viele gesundheitsfördernde Effekte, besonders auf die Ausscheidungsorgane und zur Entschlackung. Die Erfahrungsheilkunde zeigt, dass Apfelessig die Intensität und Häufigkeit von Hitzewallungen lindern kann: Dazu in der Früh und am Abend vor den Mahlzeiten 2 TL Apfelessig auf ein Glas stilles Wasser geben, evtl. etwas Agavensirup wegen des Geschmacks beifügen.

## Avocado

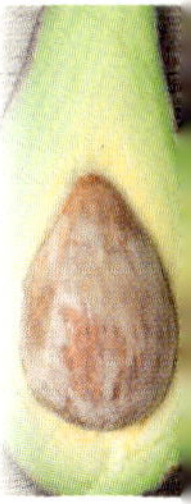

Azteken und Inkas kannten die Heilwirkung der Avocado. Sie gilt als Frauenfrucht und soll auch als Aphrodisiakum wirken. Ihre Pflanzensignatur erinnert an eine Gebärmutter. Die gesunde Tropenfrucht enthält reichlich Ballaststoffe, Potassium und Magnesium, Vitamin B, C, E, K und Folsäure. Die ungesättigten Fette liefern wertvolle entzündungshemmende Antioxidantien. Trotz hohen Fettgehalts senkt die Avocado durch Mannoheptulose, eine spezielle Zuckersorte, den Blutzuckerspiegel und damit einhergehend die Insulinausschüttung. Hormonregulierend wirken Beta-Sitosterol, Campesterol, Dopamin, Pyroxidin und Tryptophan. Eine Avocadomahlzeit ist abends ideal: Das enthaltene Tryptophan ist eine essenzielle Aminosäure, aus der der Organismus das schlaffördernde Hormon Melatonin herstellt.

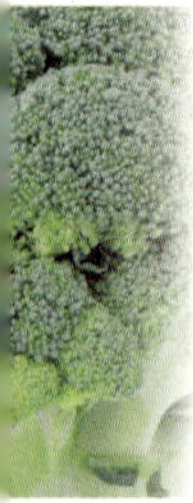

## Brokkoli

Der Brokkoli wird seit Kurzem hochgelobt wegen des Inhaltsstoffes Sulforaphan. Im Körper kommt es zur Bildung der Substanz Indol-3-Carbinol (I3C): Sie bietet nicht nur Schutz vor (Brust-)Krebs, sondern kann ihn auch bekämpfen. Auch als Prophylaxe vor Gebärmutterhalskrebs gibt es positive Studienergebnisse. Zudem regt Brokkoli die Bildung von DIM (3,3-Diindolylmethan) an und soll die positiven Effekte von Östrogen erhöhen. Bedeutend ist neben Kalzium und Eisen der hohe Magnesiumanteil.

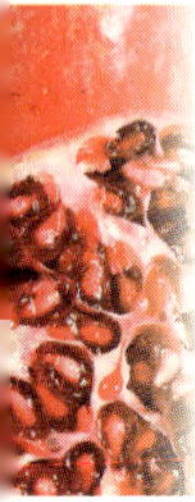

## Granatapfel

Schon in der griechischen Mythologie galt der Granatapfel als Symbol für die Fruchtbarkeit. Der Saft biologisch angebauter Granatäpfel mit seinem hohen Anteil an Vitaminen, Mineralstoffen, Spurenelementen und Polyphenolen gilt als natürlicher Radikalfänger. In-vitro-Studien bestätigen den Früchten des Baums der Aphrodite sogar eine günstige Wirkung bei verschiedenen Krebsarten. Die enthaltenen Phytoöstrogene Beta-Sitosterol, Estradiol und Estrone können einen Östrogenmangel kompensieren, wie in Untersuchungen bestätigt wurde. Im Handel sind Granatapfelkapseln erhältlich, besser und sehr lecker: der frisch gepresste Saft. Sollten Sie einen Türkeiurlaub machen, erhalten Sie ihn täglich frisch gepresst. Auch im Bioladen ist 100 % Granatapfelsaft erhältlich.

## Grünkohl

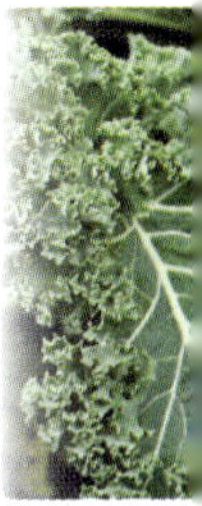

Grün ist Hoffnung, und seit dem Smoothie-Boom steht der Grünkohl ganz hoch im Kurs. Stoffe, die dem Winterkohl in der Kälte zum Überleben helfen, kurbeln auch unser Immunsystem an. So liefert er uns beispielsweise in einer Portion gleich den ganzen Tagesbedarf an Vitamin C und überrascht mit seinem enorm hohen Gehalt an antientzündlichem Vitamin E. Zudem besitzt er krebshemmende Stoffe und fördert die Entgiftung über den Darm. Die Aminosäure L-Tryptophan ist wichtiger Baustein bei der Serotoninherstellung. Serotonin, bekannt als Glückshormon, das sich positiv auf die Stimmung auswirkt, ist ein wichtiger Mitspieler im Orchester aller Hormone.

## Gurke

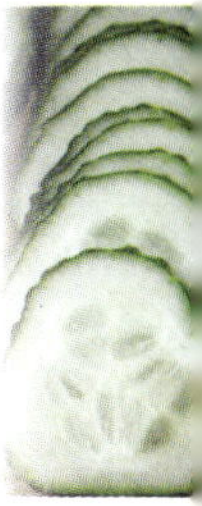

Das ideale Fruchtgemüse in den Wechseljahren. Laut dem Ayurveda zählt sie zu den kühlend wirkenden Nahrungsmitteln. Sie besteht zu 95 % aus Fruchtwasser, das in guter bioverfügbarer Form eine ganze Palette an Phytohormonen bereithält wie Beta-Sitosterol, Campesterol, Lupeol, Stigmasterol und Tryptophan. Zudem wirkt die Gurke entgiftend und kann auch Nieren- und Blasenbeschwerden lindern helfen.

## Karotte

Reich an Beta-Karotin und Selen liefert die Karotte viele verschiedene Phytohormone wie Diosgenin, Beta-Sitosterol, Stigmasterol, Tryptophan, Campesterol, Scopoletin, Luteolin und Lupeol. Das enthaltene Diosgenin ist die Vorstufe des Progesterons, wie es auch in der Yamswurzel enthalten ist. Die Karotte zählt mit Spargel zu dem einzig heimischen Gemüse mit hohem Diosgenin-Gehalt.

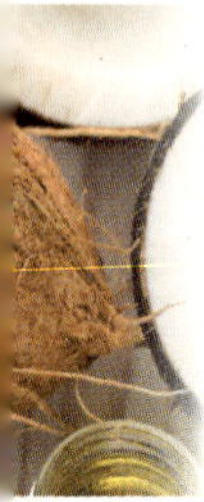

### Kokosöl, kalt gepresst

Zur Vorbeugung gegen Demenz und Alzheimer löffeln wir es schon lange, aber auch bei Wechseljahresbeschwerden kann uns das kalt gepresste Kokosöl unterstützen. Es hilft bei der Absorption von Kalzium und Magnesium und fördert die Hormonproduktion. Die mittelkettigen Fettsäuren unterstützen zudem die gesunde Schilddrüsenfunktion. Das gesunde Fett enthält vor allem Laurinsäure. Die Besonderheit: Sie muss nicht erst über die Verdauung aufgespalten werden, sondern wird auf direktem Weg in der Leber zu sogenannten Ketonkörpern

TIPP

***Massage vor dem Schlafengehen mit Kokosöl***

*Laut dem Ayurveda leitet kalt gepresstes Kokosöl Hitzewallungen aus: Massieren Sie eine haselnussgroße Menge auf dem höchsten Punkt des Scheitels, dem Akupunkturpunkt LG 20, im Qigong Bahui genannt, ein. Massieren Sie auch die Fußsohlen mit Kokosöl ein (hier liegen sehr viele Reflexzonenpunkte), und ziehen Sie anschließend Socken an.*

verarbeitet. Es kommt nicht zu Fetteinlagerungen, und die Ketonkörper dienen direkt der Energiegewinnung in den Körperzellen. Im Gehirn fungieren sie als alternative Energiequelle zum Zucker. Kokosöl stärkt zudem das Immunsystem und wirkt gegen Keime. Auch auf Hitzewallungen soll es einen positiven Effekt haben.

## Kurkuma

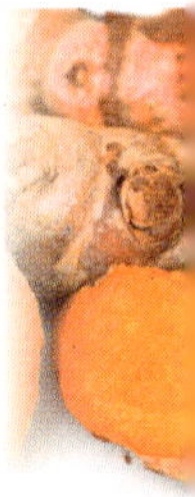

Seine Heilwirkung ist in Indien seit über 4000 Jahren bekannt. Der Hauptinhaltsstoff Kurkumin wird besonders wegen seiner entzündungshemmenden Eigenschaften und seiner Wirkung aufs Gehirn geschätzt. Kurkuma enthält die Phytohormone Beta-Sitosterol, Campesterol und Stigmasterol. Ideal, wenn Kurkuma bei den Mahlzeiten zusammen mit Omega-3-Fettölen (Leinöl) aufgenommen wird, denn so kann es besser absorbiert werden.

TIPP

***Kurkuma bei kognitiven Störungen***

*Wer in den Wechseljahren unter nachlassender Gedächtnisleistung oder anderen kognitiven Störungen wie mangelnder Konzentrationsfähigkeit leidet, profitiert bereits frühmorgens von nur einem Gramm Kurkuma im Tee. Studien fanden heraus, dass bereits ein Gramm des goldgelben Gewürzes ausreicht, um die Konzentration für die nächsten sechs Stunden zu steigern.*

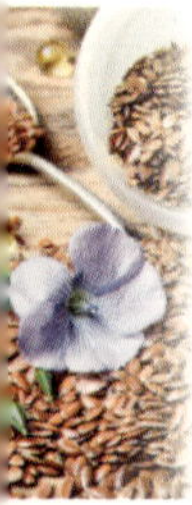

## Leinsamen/Leinöl

Die enthaltenen Lignane und Isoflavone wirken hormonaktiv und können einen positiven Effekt bei Hitzewallungen haben. Leinsamen oder Leinöl ist reich an den wertvollen Omega-3-Fettölen (greifen Sie nicht auf Fischöl-Kapseln zurück, es können Schwermetalle angereichert sein). Einer englischen Studie zufolge reduzieren täglich 40 g geschrotete Leinsamen über den Salat gestreut Hitzewallungen um 50 %. Die wertvollen Phytoöstrogene befinden sich in der Samenhülle (→ Omega-3-Fettsäuren, Seite 107 f.).

## Mandeln

Sie wirken sich positiv auf den Stoffwechsel bei Frauen aus und können PMS-Beschwerden lindern. Phytoöstrogene sind besonders zahlreich in der Mandelhaut zu finden. Aus Erfahrung gut: Sieben Mandeln mit Haut täglich verzehren.

TIPP

***Mandelmilch und Mandelöl für eine leichte Östrogen-Wirkung***

*Ideal: Wer einen Hauch von Östrogen möchte, sollte Mandelöl, Mandelmilch oder Mandelmilchdusche mit Bio-Mandelöl zur täglichen Körperpflege verwenden.*

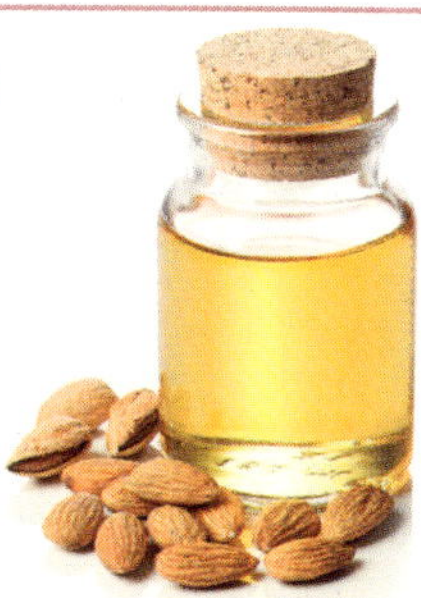

## Papaya

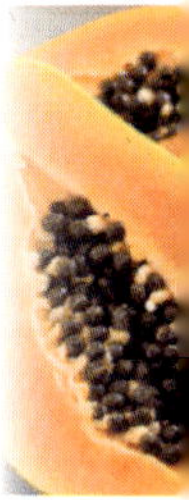

Die leckere Südfrucht wartet mit einem Gemisch aus mehreren Enzymen auf: Papain, Chymopapain und Papayalysozym, die die Eiweißverwertung in unserem Körper verbessern. Papaya enthält zudem die hormonaktiven-Stoffe Beta-Sitosterol, Stigmasterol, Tryptophan und Campesterol. Sehr enzymreich sind die Papayakerne. In Indien kaut man die getrockneten Kerne, aber der pfeffrige Geschmack ist nicht jedermanns Sache. Ideal: Getrocknete Papayakörner in die Pfeffermühle geben und als Speisewürze verwenden.

## Spargel

Nutzen Sie die Spargelsaison bei Östrogendominanz. Neben Karotte und wilder Yamswurzel enthält auch Spargel Diosgenin, die Vorstufe des Progesterons. Er wirkt entwässernd und durchspülend und hat damit positive Effekte auf Blase und Nieren.

## Stangensellerie

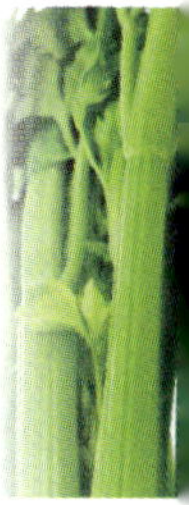

Sellerie ist reich an verschiedenen hormonaktiven Stoffen wie Beta-Sitosterol, Stigmasterol, Tryptophan, Campesterol, Scopoletin, Zeatin, Luteolin, Secoisolariciresinol und Guajakol. In der TCM werden ihm die Eigenschaften »Hitze reduzieren, Feuer eliminieren« zugeschrieben. Als Heilmittel für Hitzewallungen empfiehlt Autor Anthony Williams (»Mediale Medizin«) frühmorgens einen halben Liter frisch gepressten Selleriesaft.

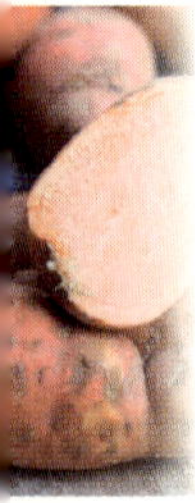

## Süßkartoffel

Immer häufiger sehen wir die Süßkartoffel, auch Yamsknolle oder Batate genannt, in den Läden. Zu Recht, denn sie ist wirklich ein Superfood, da sie besonders reich an verschiedenen B-Vitaminen, Vitamin A und hoch konzentriertem Kalzium ist. Die enthaltenen Phytoöstrogene wirken regulierend auf den Hormonhaushalt. In der TCM schreibt man ihr die Eigenschaften »Hitze reduzieren, Feuer eliminieren« zu. Im Geschmack kann die Batate durchaus mit unserer Kartoffel konkurrieren. Trotz der Süße dürfen sie auch Diabetiker essen, da die Süßkartoffel einen niedrigen glykämischen Index hat.

TIPP

***»Hormonaktives Dreierlei«***

*Sehr lecker und hormongesund: Süßkartoffeln in kleine Stücke schneiden und mit Kurkuma und Salz würzen. Im Ofen in kalt gepresstem Kokosöl bei 180 °C 20 Minuten garen. Öfter mal wenden.*

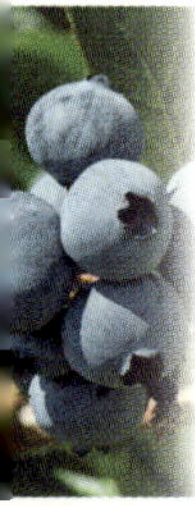

## Wilde Heidelbeeren

Nur die wilde Heidelbeere verfügt über die Fülle der Inhaltsstoffe. Sie erhalten Blaubeeren das ganze Jahr über getrocknet, tiefgefroren oder als Saft. Neben vielen Vitaminen und Gerbstoffen enthalten sie hochantioxidative sekundäre Pflanzenstoffe aus der Gruppe der Anthocyanidine sowie viel Chrom und Mangan. Studien belegen – neben vielen weiteren positiven Effekten – eine Verbesserung der kognitiven Leistungen, wenn täglich 375 g Blaubeeren verzehrt werden. Die enthaltenen Anthocyanidine senken einen erhöhten Cholesterinspiegel. Ein ausgewogener Cholesterinspiegel mit dem richtigen Verhältnis von gutem (HDL-Cholesterin) und schlechtem Cholesterin (LDL-Cholesterin) ist wichtig für die Hormonproduktion, denn Cholesterin ist der Grundbaustein für die Hormonbildung.

### Yamswurzel

→ Seite 70

## Sinnvolle Nahrungsergänzungen

Monokulturen und Herbizide haben bereits viele unserer Böden kaputt gemacht. Wenn in der Erde keine Mineralien und Nährstoffe sind, können sie auch nicht in die Pflanzen gelangen. Eine Substitution kann Wechseljahresbeschwerden verbessern.

### B-Vitamine

Der Vitamin-B-Komplex setzt sich aus acht verschiedenen essenziellen Vitaminen zusammen, die alle wasserlöslich sind, schnell ausgeschieden werden und deshalb regelmäßig über die Nahrung zugeführt werden müssen: Vitamin $B_1$ (Thiamin), Vitamin $B_2$ (Riboflavin), Vitamin $B_6$ (Pyridoxin), Vitamin $B_{12}$ (Cobalamin), Biotin, Folsäure, Niacin und Pantothensäure. Häufig sind sie in denselben Nahrungsmitteln gemeinsam enthalten. Für die Hormonregulation ist Vitamin $B_6$ besonders wichtig, wir finden es reichlich in Brokkoli, Spinat, Grünkohl, Kartoffeln und Walnüssen sowie in Fisch und Leber.

## Eisen

Als Bestandteil des Blutfarbstoffs Hämoglobin und des Muskelfarbstoffs Myoglobin sorgt Eisen für den Sauerstofftransport aus der Lunge ins Blut und in alle Organe, insbesondere jedoch in die Gehirn-, Herz- und Skelettmuskelzellen. Frauen mit Monatsblutung haben oft einen um 50 % erhöhten Eisenbedarf. Viele Frauen leiden gerade in den beginnenden Wechseljahren unter sehr starken Blutungen. Natürliche gesunde Eisenquellen sind Eier, Schalentiere, Vollkorn (besonders Haferflocken), Hülsenfrüchte (allen voran Bohnen und Linsen), Kartoffeln, Trockenobst, Nüsse, Algen, Sesam, alle grünen Salate und Blattgemüse, Spargel, Karotten, Pilze und Lauch.

## Ginseng

Zu den bekanntesten Naturheilmitteln aus der TCM zählt die Ginsengwurzel, die vorwiegend bei Erschöpfung und Konzentrationsschwäche verabreicht wird. Ginseng wirkt regulierend auf die Nebennieren ein.

## Kalzium

Wir benötigen Kalzium für unsere Knochen. Doch oft kommt es in den Knochen nicht an. Schlimmstenfalls wird es in unseren Blutgefäßen abgelagert, was zur Arteriosklerose und Erhöhung des Herzinfarktrisikos führen kann – so die Ergebnisse einer Auswertung der Women's Health Initiative. Wichtig ist daher die gleichzeitige Gabe von Vitamin D, damit das Kalzium seinen Zielort erreicht (→ Vitamin $D_3$, Seite 110). Reichlich Kalzium finden wir in grünem Gemüse (Grünkohl, Brokkoli, Spinat) und Nüssen (besonders Haselnüsse), Pistazien und Pinienkernen sowie in manchen Obstsorten, etwa Birnen, Feigen, Johannisbeeren und Pflaumen. Auch Vollkorngetreide, Hülsenfrüchte und Fisch sind reich an Kalzium. Bei Mineralwasser gibt es starke Schwankungen, prüfen Sie stets die Etiketten-Angaben.

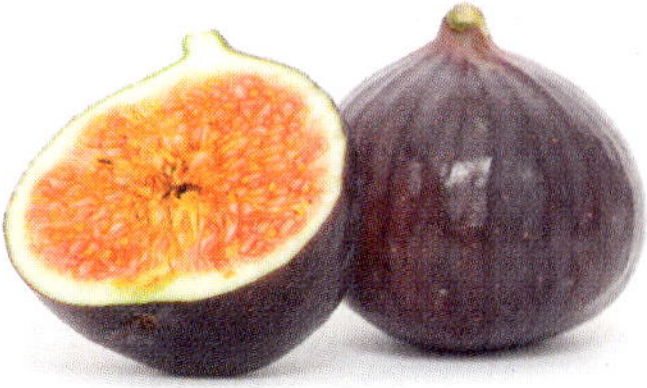

## Macawurzel

→ Seite 68 f.

## Magnesium

Magnesium unterstützt die Tätigkeit der Muskeln und des Stoffwechsels und ist in jedem Zelltyp vorhanden. Wichtig ist es auch für den Knochenstoffwechsel und für die Absorption des Vitamins $D_3$. Magnesium kommt natürlicherweise vor in Mineralwässern, Naturreis, Weizen und in vielen Gemüsen und Nüssen. Besonders reich an Magnesium sind Brokkoli und Löwenzahnsaft. Kribbeln, Taubheitsgefühle, Herzrhythmusstörungen und Wadenkrämpfe können Zeichen des Körpers sein, dass ihm Magnesium fehlt. Über den Schweiß verlieren wir sehr viel Magnesium. Wer schweißtreibenden Sport ausübt oder unter Hitzewallungen mit Schweiß leidet, sollte unbedingt an seine Magnesiumversorgung denken. Mehr noch, in einer amerikanische Studie mit Frauen im Alter von 33 bis 78 Jahren, die nach Brustkrebs an Hitzewallungen litten, nahmen diese in der ersten Woche 400 mg Magnesium (die empfohlene Tagesdosis für Frauen liegt bei 300 mg) ein. Dies hatte noch keinen Einfluss auf die Hitzewallungen. In der darauffolgenden Woche wurde die Dosis auf 2 x 400 mg verdoppelt. Nach vier Wochen war die Häufigkeit der Hitzewallungen um fast die Hälfte reduziert. Der Gesamtwert, der sich aus Häufigkeit und Intensität zusammensetzte, verbesserte sich bei Dreiviertel der Frauen um mehr als 50 %. Wissenschaftler nehmen an, dass Magnesium das Serotonin-Noradrenalin-Gleichgewicht im Gehirn positiv beeinflusst, welches bei der Entstehung von Hitzewallungen eine Rolle spielen kann.

## Jod

Jod ist ein essenzielles Spurenelement und wichtiger Baustein für die Schilddrüsenhormone. Außerdem ist es für die Brustgesunderhaltung wichtig. Es kommt nicht nur in Meeresfischen und Algen vor, auch Brunnenkresse, Knoblauch und jodhaltige Mineralwässer enthalten natürliches Jod. Kaliumjodat, wie es Speisesalzen zugeführt wird, kann nicht so gut vom Körper verwertet werden. Speisen, die mit zu viel industriellem Jodsalz gewürzt sind, stehen sogar im Verdacht Beschwerden auszulösen. Jod aus natürlichen Quellen wirkt besser, weil unser Organismus Natürliches besser verstoffwechseln kann. Für eine Nahrungsergänzung eignen sich als gute Jodquellen Algen- und Seetang-(Kelp-)Präparate, die auch als Pulver, Flocken und Tee erhältlich sind. Tipp: Im Bioladen gibt es getrocknete Algen. Wenn Sie eine Suppe kochen, eine kleine Handvoll Algen zerkleinern und beigeben.

## Omega-3-Fettsäuren

Omega-3-Fettsäuren enthalten den Entzündungshemmer Eicosapentaensäure (EPA). Omega-3-Fettsäuren sind besonders reichhaltig in Wildfisch wie Lachs, Makrele, Hering oder Thunfisch enthalten. Jedoch tut uns zu viel Meeresfisch nicht gut, da er Schwermetalle enthalten kann. Wenn Sie gern Fisch essen, setzen Sie auf kleine Fische. Besonders die großen Meeresfische wie Thunfisch können sehr belastet sein. Und dies gilt ebenso für die viel gepriesenen Fischölkapseln, auch sie können Schwermetalle enthalten. Nach Aussagen von Experten können diese mit dem Öl sogar die Blut-Hirn-Schranke durchbrechen, sich im Gehirn anreichern und damit auch zu einem auslösenden Co-Faktor für die Alzheimer-Erkrankung werden. Besser: Setzen Sie auf Leinöl. Der Organismus kann aus der pflanzlichen Alpha-Linolensäure Omega-3-Fettsäure, Eicosapentaen- (EPA) und Docosahexaensäuren (DHA) herstellen. Neben den positiven Effekten auf unsere Arterien unterstützen die mehrfach ungesättigten Fettsäuren die kognitiven Funktionen und können sogar Depression lindern. Tipp: Ein Schuss Leinöl oder eine Handvoll Leinsamen in den Salat für den täglichen Gesundheitskick.

### Rosenwurz (Rhodiola rosea)

Sie stammt aus den arktischen Höhenregionen Sibiriens und wird traditionell in der russischen Heilkunde angewendet. Bei Stresszuständen kann die Rosenwurz regulativ helfen, indem Sie den Stress nicht mehr so an sich heranlassen; dadurch erfolgen keine überschießenden körperlichen Reaktionen, wie eine ständig erhöhte Cortisolausschüttung. Auch bei Müdigkeit, kognitiven Störungen und zur allgemeinen Steigerung der Leistungsfähigkeit kommt sie immer öfters zum Einsatz. Ob sie ebenso bei Alzheimer, Tinnitus, PMS, unregelmäßigen Monatsblutungen und Depression hilft, wird aktuell diskutiert. Extrakte aus der Rosenwurz sind in Tablettenform erhältlich. In der Schweiz ist Rosenwurz seit 2010 als Arzneimittel zugelassen.

### Spirulina

Spirulina ist eigentlich keine richtige Alge, sie gehört zu den sogenannten Blaubakterien. Getrocknetes Spirulinapulver enthält bis zu 70 % (!) hochwertiges Eiweiß mit nahezu allen essenziellen Aminosäuren. Weitere Vorzüge von Spirulina sind der hohe Anteil an blutbildendem

Chlorophyll und Eisen, große Mengen an Vitamin A, Vitamin-B-Komplex, Vitamine E, F, H und K und vielen Mineralien, besonders Kalzium und Phosphor, die den Knochenaufbau fördern. Spirulina ist daher auch ideal, um der Osteoporose vorzubeugen. Zudem bindet sie Schwermetalle im Körper und entgiftet. Eine Anreicherung mit Schwermetallen kann auch ursächlich an sehr stark und häufig auftretenden Hitzewallungen beteiligt sein. Ebenso eine Strahlenbelastung. Auch hier hilft Spirulina, da sie radioaktive Isotope an sich binden kann. Spirulina enthält darüber hinaus reichlich Gamma-Linolensäure GLA, die sonst nur in der Muttermilch und im Nachtkerzen-Öl vorkommt. Der Organismus kann daraus Prostaglandin E1 herstellen, das eine ausgleichende Wirkung auf den Hormonhaushalt hat. Spirulina gibt es als Pulver und Presslinge.

### Süßholz

Die süße Wurzel, die in der Lakritze, aber auch in vielen Tees steckt, enthält Glycyrrhizinsäure. Diese lässt das Cortisol im Körper nicht so schnell abbauen. Das unterstützt die Nebennierenrinde, da sie nicht mehr so viel produzieren muss.

### Vitamin E

Das große Schutzvitamin bewahrt uns vor vielen Angriffen der freien Radikale, die durch die großen Hormonschwankungen produziert werden können. Zudem schützt es wichtige hormonproduzierende Drüsen wie Hirnanhangsdrüse, Thymusdrüse und Nebennierenrinde. Fehlt Vitamin E, ist auch die Fruchtbarkeit beeinträchtigt. Natürliches Vitamin E ist besonders reich enthalten in Weizenkeim- und Sonnenblumenöl sowie in Salat und Gemüse wie Avocado und Süßkartoffel. Auch Lachs und Garnelen enthalten es in größeren Mengen.

## Vitamin $D_3$

Vitamin $D_3$ ist in Wirklichkeit kein Vitamin, sondern ein Hormon. Als Co-Faktor im Östrogenstoffwechsel sorgt es für die Aufnahme und den Einbau von Kalzium in die Knochen. Über die Hypophyse beeinflusst es die Hormonproduktion. Sonnenlicht (UVB-Strahlung) ist eine natürliche Vitamin-$D_3$-Quelle. Auch fetthaltiger Fisch (Vitamin $D_3$), Avocado und Pilze (Vitamin $D_2$) tragen zur Vitamin-D-Versorgung bei. Um einem Mangel vorzubeugen, ist es wichtig, sich täglich dem Sonnenlicht auszusetzen. Kombiniert mit Vitamin K kann Vitamin $D_3$ besonders gut verstoffwechselt werden. Übrigens: Täglich ein halbstündiger Spaziergang – auch bei bedecktem Himmel – kurbelt die Vitamin-D-Produktion an.

## Vitamin C

Vitamin C ist ausnahmslos für alle Körperzellen wichtig. Bekannt als Kraftvitamin für unsere Immunabwehr vermag es aber noch viel mehr. Auch für die Bildung von Hormonen ist es unerlässlich. Die wichtigsten Quellen für Vitamin C sind Obst und Gemüse. Da der Vitamin-C-Gehalt bei der Lagerung sehr schnell abnimmt, kommt der Frische eines Nahrungsmittels ein wesentlicher Faktor zu. In der Zitrone ist das Vitamin recht gut konserviert, da es durch die Zitronensäure zusätzlich stabilisiert wird. Frisch gepresster Zitronensaft ist eine hervorragende Vitamin-C-Quelle.

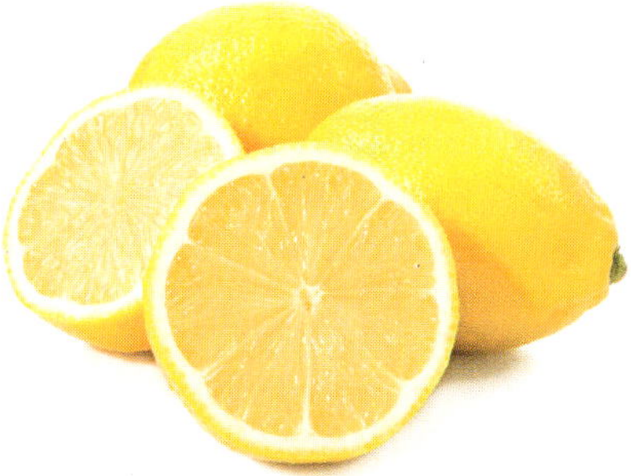

## Yamswurzel

→ Seite 70

## Zink – das Frauenmineral

Zink übernimmt für die Frauengesundheit wichtige Schlüsselaufgaben im Körper. Es aktiviert und reguliert den Gehirnstoffwechsel und das gesamte Hormonsystem. Zink ist auch wichtig im Stoffwechsel der Steroidhormone. Das sind in erster Linie die Geschlechtshormone und die etwa 50 verschiedenen Hormone der Nebennierenrinde. Zink nimmt zudem Einfluss auf die Produktion von Hormonen aus der Hirnanhangsdrüse, die uns Auftrieb und Motivation geben. Ebenso wird der Knochenerhalt durch Zink unterstützt.

## Säure-Basen-Haushalt ausgleichen

Mit dem Eintritt in die Menopause sollten wir unseren Körper besonders dabei unterstützen, Giftstoffe auszuscheiden. Denn sind zu viele Schlacken oder Gifte in der Lymphe und dem intrazellulären Zellgewebe, kommt unser Stoffwechsel (und auch die Hormonproduktion) ins Stocken. Zudem entfällt mit der Beendigung der letzten Monatsblutung eine wichtige Körperfunktion zur monatlichen Reinigung. Den Säure-Basen-Haushalt können wir durch basische Ernährung und Hautpflege in die richtige Balance bringen.

### Basische Ernährung ist ganz einfach!

Gemüse und Salate sind basisch, gute Fette sind neutral und alles andere ist sauer (Fleisch, Zucker, »schlechte« Kohlenhydrate mit einem hohen glykämischen Index). Die Basen im gesunden Gemüse können eine Säurelast aus Schweinebraten und Co. abpuffern. Wenn Sie aber übersäuert sind (durch falsche Ernährung, aber auch durch Stress und vieles mehr), benötigen Sie eine Extraportion Basen – essen Sie dann besonders viel Gemüse und Salat.

### Einfach, effektiv, entspannend – das Basenbad

Durch Bäder mit basischem Zusatz aus dem Bioladen oder mit Kaisernatron wird das Kanalsystem der Haut auf sanfte Art und Weise geöffnet und ihre natürliche Funktion der Säure- und Giftausscheidung unterstützt und angeregt. Wichtig ist, dass das basische Mineralstoffbad einen ph-Wert von über 8 aufweist. Durch diesen hohen ph-Wert entsteht der sogenannte osmotische Druck: Baden wir länger als eine halbe Stunde in einer Lauge mit einem ph-Wert von über 8, dann bewirkt ein physikalisches Gesetz, dass wir über die Hautporen Säuren ausscheiden.

INFO

## MIT BÜRSTENANWENDUNGEN DIE WIRKUNG DES BASENBADS STEIGERN

Rubbeln Sie etwa alle 10 Minuten Ihren Körper mit einem Massagehandschuh in Richtung des Lymphflusses ab. Beginnen Sie eine Bürstenmassage immer herzfern. Nach dem Basenbad das Badewasser nicht abduschen, da die basischen Mineralstoffe sehr hautpflegend und rückfettend wirken. Nach dem Bad in warme Tücher einwickeln und für rund 30 Minuten nachruhen. Die Wassertemperatur darf nicht zu heiß sein, sie soll etwa Körpertemperatur haben. Erst nach zirka 30 Minuten setzt der entschlackende Effekt des Basenbades ein, nehmen Sie sich also ausgiebig Zeit für dieses entspannende und hautpflegende Badevergnügen. Nach etwa 90 Minuten ist der entschlackende Effekt am größten. Bei sehr starker Verschlackung können auch Langzeitbasenbäder (inklusive Schwermetallausleitung) von bis zu 12 Stunden effektiv sein.

## Superwichtig: Stressabbau auf allen Ebenen

Wie Sie bereits erfahren haben, kann Stress den Stoffwechsel bis hin zur Einstellung der Produktion von Progesteron verändern und somit direkte Ursache für Hitzewallungen und Co. sein.
Am wichtigsten ist – wo es möglich ist –, die auslösenden Stressoren zu vermeiden oder zu reduzieren (E-Mails, Elektrosmog, Genussmittel etc.). Das geht natürlich nicht, wenn es sich beispielsweise um unveränderbare Lebensereignisse wie etwa den Tod eines geliebten Menschen handelt. Aber mancher Stress ist hausgemacht, und an dem können wir arbeiten.
Grundsätzlich ist jede Art von Stressabbau, ob Waldspaziergang, Yoga oder ein Tag zu Hause im Pyjama, willkommen, und wir sollten uns ganz bewusst um diese Ruheinseln bemühen, um nicht selbst zum Hotspot zu werden. Aber Yin-betonte Übungen allein können uns meist nicht aus der Stressfalle bringen. Einhergehen muss dies mit einem ganzheitlichen Ansatz, das heißt vermutlich auch mit einer tief greifenden Veränderung von Lebensgewohnheiten und der Beantwortung von Sinnfragen (z. B. macht meine Arbeit Sinn?).
Doch nicht nur unser moderner Lebensstil verursacht Stress. Auch Sorgen und Schuldgefühle (Gedanken) oder ein traumatisches Erlebnis können für überschießende Stresssymptome verantwortlich stehen. Denken Sie mal darüber nach, wann Ihre erste Hitzewallung aufgetreten ist: Reflektieren Sie, ob sie möglicherweise mit einem

negativen Geschehen verbunden war. Wenn Sie das Gefühl haben, dass Traumata bei Ihnen die Stressoren sind, suchen Sie einen Traumatherapeuten auf.

## Der gesunde Dreiklang: Bewegung, Sport, Sauna

Bewegt durch die Wechseljahre, das wirkt sich in vielerlei Hinsicht günstig aus. Beim Sport ideal: ein Mix aus Ausdauer- und Krafttraining. Das stärkt die Knochenstruktur, sorgt für Stressabbau, wirkt positiv auf das Herz-Kreislauf-System, hebt die Stimmung und macht natürlich schön! Und: Regelmäßiges Training kann Hitzewallungen lindern. Grundsätzlich tun alle Übungen aus den verschiedensten Entspannungsmethoden gut und bauen Stress ab. Spezielle Übungen aus dem Hormonyoga und dem Zhineng Qigong regen ganz gezielt das Hormonsystem an, indem sie die Hormondrüsen aktivieren.

### Hormonyoga

Die brasilianische Psychologin und Yoga-Lehrerin Dinah Rodriguez entwickelte das sogenannte »Hormonyoga«, das sie seit 1992 weltweit unterrichtet. Dabei kommt es zu einer Abfolge von bestimmten Asanas und Atemtechniken. Hormonyoga gilt als wirksam bei Hitzewallungen, Migräne, Energielosigkeit, Depression und bei Gewichtszunahme. Achtung: Bei hormonell bedingtem Brustkrebs, Gebärmutter-Myom oder akuter Bauchentzündung soll Hormonyoga nicht praktiziert werden.

**Vorwärtsbeuge – empfohlen von Bettina Bantleon**

Setzen Sie sich mit ausgestreckten Beinen und aufgerichtetem Rücken auf eine weiche Unterlage. Beugen Sie Ihr linkes Bein, und stellen Sie Ihren Fuß mit der Ferse dicht zum Damm auf. Lassen Sie Ihr linkes Knie seitlich zum Boden sinken, und drehen Sie Ihren Oberkörper Richtung ausgestrecktes Bein. Beugen Sie sich aus der Hüfte mit langem Rücken nach vorn. Halten Sie wenn möglich mit dem rechten Zeigefinger/Daumen den rechten großen Zeh. Die linke Hand liegt auf der rechten Hand, die Arme sind gestreckt, Blick zum Boden, der Nacken bleibt lang.

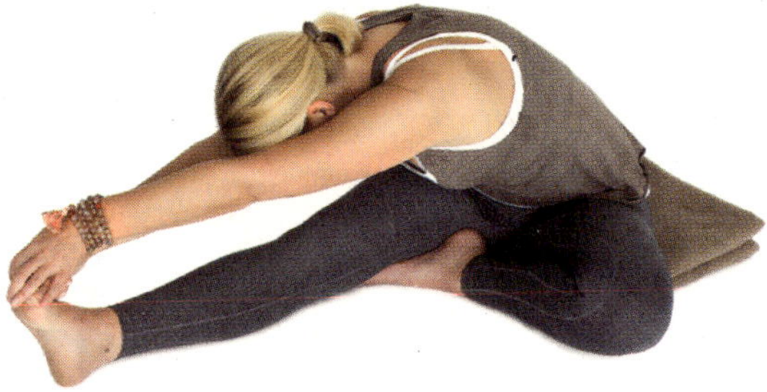

Für eine anregende Massage des rechten Eierstocks atmen Sie für einige Atemzüge tief in den Bauch ein und aus. Danach lassen Sie die Energie zum Eierstock zirkulieren, indem Sie bequem einatmen, kurz den Atem und die Energie halten. Gehen Sie mit der Konzentration zum linken Eierstock, bewusst dorthin ausatmen und die Energie dort fließen lassen. Die Übung gegengleich auf der linken Seite machen.

## Zhineng Qigong

In den 1970er-Jahren wurde Qigong von dem Humanmediziner Dr. Pang Ming zum Zhineng Qigong weiterentwickelt und ist heute von der chinesischen Regierung als die medizinisch wirkungsvollste Qigong-Art anerkannt.
Dr. Pang Ming, Taijiquan Großmeister, sowohl Arzt in westlicher Tradition als auch TCM-Arzt, gründete 1988 in China das erste medizinfreie Krankenhaus der Welt und behandelte dort mit seinen Lehrern über 300 000 meist schwer erkrankte Patienten ausschließlich mit dieser Qigong-Form. Durch einfach zu erlernende, fließende Bewegungsabläufe werden im Körper Blockaden gelöst und Körperfunktionen verbessert.
Die Übung »Hüftkreisen« hat einen positiven Einfluss auf das Hormonsystem, die weiblichen Organe und den Beckenboden und entspannt den unteren Rücken. Dadurch wird das Nieren-Qi gestärkt. Die Nieren speichern unsere Lebenskraft wie ein Akku.

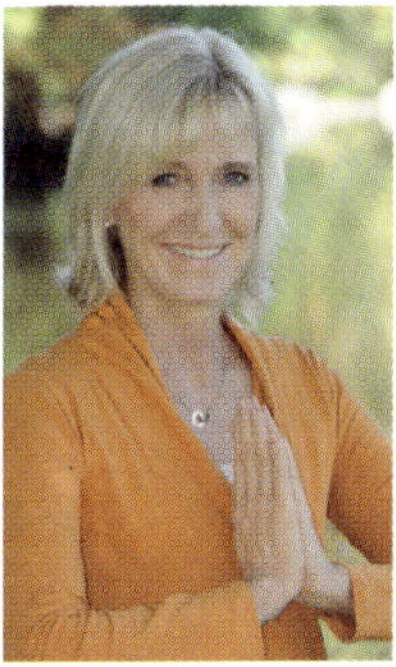

### Hüftkreisen – empfohlen von Sabine Jahnke

Setzen Sie sich aufrecht hin, Kinn eingezogen und den Beckenboden leicht nach oben anheben. Stellen Sie sich eine Qi-Kugel im Bauchraum vor. Schieben Sie diese nach vorn und dann im Gegenuhrzeigersinn nach links hinten, rechts vorn, gefolgt vom

selben Bewegungsablauf im Uhrzeigersinn. Beginnen Sie mit 10 Minuten in jede Richtung und steigern Sie die Zeit.
Sie erfahren durch diese Übung zudem eine Tiefenentspannung, da das Qi des Kopfes nach unten wandert, das Gedankenkarussell wird so abgestellt.

### Plötzliche Temperaturwechsel mit Saunagängen trainieren!

Bei Hitzewallungen und Co. kann uns das Saunieren gleich in dreifacher Hinsicht helfen: Die plötzlichen Temperaturwechsel von heiß auf kalt sollen dazu beitragen, dass der Körper besser in einem Temperaturgleichgewicht bleiben kann. Zudem regt die Hitze die Durchblutung an, sodass Beschwerden wie trockene Haut mit Juckreiz gelindert werden. Saunagänge entspannen die Muskulatur und senken den Blutdruck – das sorgt für einen wohligen Schlaf. Ebenso gut tun natürlich auch Kneipp'sche Wechselgüsse, die Sie auch zu Hause machen können.

**TIPP**

***Infrarotlicht gegen Östrogene im Fettgewebe!***
*Der regelmäßige Besuch in der Infrarotkabine entgiftet und soll den Hormonspiegel im Gleichgewicht halten. Sogar Östrogene im Fettgewebe sollen durch die Infrarotstrahlung ausgeschieden werden können.*

Saunieren Sie regelmäßig, mindestens einmal pro Woche, und begeben Sie sich nach der Sauna kurz ins kühle Nass, um den Heiß-/Kalt-Effekt zu trainieren. Gehen Sie nicht mit vollem Magen in die Sauna, und planen Sie für Ihren Aufenthalt mindestens zwei Stunden ein. Legen Sie ausgiebige Ruhepausen zwischen den Saunagängen ein, auch nach dem letzten Saunagang.

## Hitzewallungs-Trigger meiden!

Es gibt viele Faktoren, die Hitzewallungen auslösen oder verschlimmern können, man nennt sie Trigger. Sehr hilfreich ist, wenn Sie ein Hitzewallungs-Tagebuch führen: Notieren Sie täglich, was Sie gegessen oder getrunken haben und ob Ihr Organismus darauf mit einer Wallung reagiert hat. So kommen Sie Ihren individuellen Triggern leichter auf die Spur!

INFO

### DIE TOP-TEN DER HITZEWALLUNGS-TRIGGER

1. Kaffee
2. Heiße Getränke
3. Scharfe Gewürze
4. Kohlenhydrate
5. Spätes Essen
6. Starke Gefühlswallungen
7. Alkohol
8. Rauchen
9. Übergewicht
10. Überheizte Räume

## Top-Tipps: Erste Hilfe bei Hitzewallungen

Alles, was irgendwie kühlt, tut gut! Selbst jede noch so kleine Erleichterung, um die Hitzewallungen abzumildern oder um sie ein bisschen besser zu ertragen, ist willkommen. Ich habe das große Glück, dass ich im Homeoffice arbeite. Bei einer starken Wallung kam es schon vor, dass ich in den Garten ging und mich barfuß in den Schnee stellte.

Besonders schwer sind die Hitzeflashs natürlich zu ertragen, wenn man ihnen nicht auskommt, wie beispielsweise im Business-Meeting. Aber auch dafür gibt es Hilfe.

TIPP

*Vorsicht Infektionsgefahr*

*Aufpassen muss frau natürlich schon, denn die Infektionsgefahr ist erhöht, wenn wir uns tropfnass der Kälte oder dem Wind aussetzen. Viele Frauen in den Wechseljahren leiden gehäuft an Erkältungskrankheiten und Blasenentzündungen.*

### Was tun im Business-Meeting?

Hochroter Kopf, Schweißperlen im Gesicht und eine durchgeschwitzte Bluse – der Alptraum für viele Frauen im Berufsleben. Wenn Sie spüren, dass eine Wallung kommt, entschuldigen Sie sich, und gehen Sie auf die Toilette. Eiskaltes Wasser trinken und kaltes Wasser über die Handgelenke fließen lassen. Hier ist ein Akupunkturpunkt auf dem Meridian des »Dreifach-Erwärmers«, der mit dem gesamten Körpersystem verbunden ist. Schweißperlen abtupfen und warten, bis die Wallung vorüber ist.

### Tischventilator für den Schreibtisch

Wirkt auch wahre Wunder. Bei Bedarf einfach einschalten.

### Schweiß weg mit Küchenkrepp

Eine gute Küchenrolle tut bessere Dienste als Tempo & Co. Sie bleibt nicht auf der nassen Gesichtshaut kleben, und vor allem saugt sie den Schweiß förmlich aus der Tiefe der Hautporen heraus.

### Ein Coolpack für alle Fälle

Wer unter nächtlichen Schweißattacken leidet, tut gut daran, ein Coolpack unters Kopfkissen zu legen. Bei Bedarf direkt auf Nacken oder Brustraum auflegen.

### Feuchter Waschlappen

Legen Sie auf Ihr Nachtkästchen einen feuchten Waschlappen. Durch die Feuchtigkeit bleibt er schön kühl, und Sie können bei Bedarf den Schweiß damit abwischen.

### Die Rettung: ein Fächer für alle Fälle

Fächeln Sie sich bei einer Hitzewallung Luft zu, das ist wie Rettung in der Not. Ein Fächer ist klein und passt in jede Handtasche.

### Superwichtig: das Zwiebelprinzip

Packen Sie sich nicht dick ein, sondern ziehen Sie dünne Kleidungsstücke an. Nicht aus Polyacryl, möglichst aus Naturmaterialien. Bei Bedarf können Sie jederzeit Jacken über Blusen etc. an- und ausziehen. Wenn Sie zur Arbeit gehen, eventuell noch Kleidungsstücke zum Wechseln mitnehmen oder im Büro deponieren.

TIPP

***Heilzahlen zur Hormonregulation***

*Es gibt überlieferte Zahlencodes des russischen Heilers Grigori Grabovoi für die Harmonisierung von Östrogen (52143219), Progesteron (51421541), der hormonellen Kommunikation zwischen Hypothalamus, Hypophyse und Keimdrüsen (1821454), der Schilddrüsenhormone (81432157) und des Hypophysen-Nebennieren-Systems (514831299). Die Konzentration auf eine Zahlenreihe kann dem Organismus einen fehlenden Informationsimpuls geben.*

52143219

### Atmen! Atmen! Atmen!

Manchmal hilft tiefes Atmen in den Bauchraum, um eine Hitzewallung abzumildern. Lassen Sie überschüssige Energien oder Stressgefühle mit dem Ausatmen gehen. Gut, wer das Yoga-Atmen Kapalabhati gelernt hat. Lassen Sie die Hitze mit diesem Reinigungsatem hinaus!

## Möglichst kein Deo benutzen

Deos verkleben die Poren. Der Schweiß, der nicht unter den Achseln herauskann, sucht sich anderswo seinen Weg. Versuchen Sie es mit einem Natur-Deo aus kalt gepresstem Kokosöl. Es ist leicht antibakteriell. Die Bakterien sind es, die den unangenehmen Körpergeruch verursachen. Auch Natron neutralisiert als Base den sauren Schweiß.

## Cool Water!

Nicht nur für die Dusche. Sobald eine Hitzewallung aufkommt, trinken Sie Eiswasser. Das senkt kurzfristig die Körpertemperatur.

## Vor dem Schlafengehen

Frühzeitig am Abend ein leichtes Essen und kurz vor dem Schlafengehen eine kühle Dusche nehmen.

TIPP

***Deo selbst gemacht***

*Erwärmen Sie 5 TL Kokosöl, und geben Sie 3 TL Natron hinzu sowie ein paar Tropfen ätherische Öle für einen angenehmen Duft. Die Zutaten gut verrühren, bis eine cremige Paste entstanden ist. In einen Behälter abfüllen und erkalten lassen. Eine erbsengroße Menge pro Achsel verwenden.*

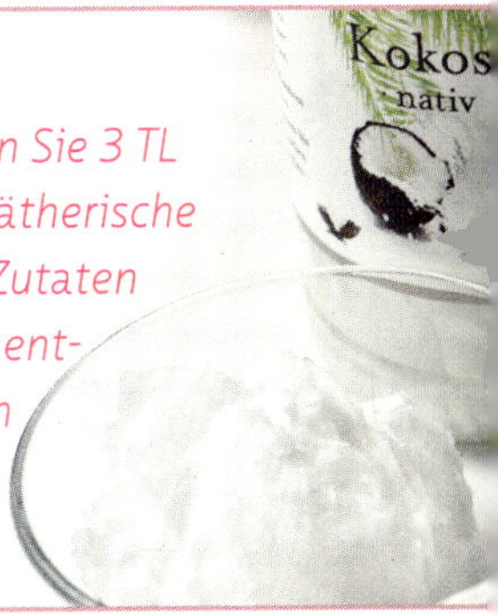

### Sprühflasche mit Ventilator

Der feine Nebel verleiht sofort ein Cooldown – nicht nur für Sportler!

### Die richtige Bettdecke macht's

Verwenden Sie keine schwere Baumwollzudecke, sie ist nicht so atmungsaktiv und trocknet sehr langsam. Besser zwei dünne Decken. Wer keine Mikrofaser mag, sollte zu Seide greifen. Seidendecken sind atmungsaktiv und sehr leicht.

### Kühlende Bettwäsche – ein Traum

Es gibt Hersteller, die kühlende Bettwaren und Unterbetten oder kühlende Sporthandtücher anbieten. Auch Bettwäsche und Laken aus glänzend gestrichenem Baumwollsatin (Tipp: IKEA) kühlen ganz toll. Wenn man nachts die Beine auf eine kühle Stelle solch eines Lakens legt – was für eine Erfrischung!

### Kühlende Heilsteine

Aus der Edelsteinheilkunde nach der heiligen Hildegard wird überliefert, dass Chalzedon bei Stress beruhigt und Hitzewallungen lindert. Tragen Sie einen Chalzedon-Trommelstein bei sich, oder legen Sie Chalzedone in die Wasserkaraffe.

# Infoservice

## Bücher der Autorin (Auswahl)

Neumayer, Petra: *Gesundheit in Balance – Wie Sie Ihren Säure-Basen-Haushalt ins Gleichgewicht bringen.* LebensBaum Verlag 2005

Neumayer, Petra: *Zitrone – Multitalent für Vitalität und Schönheit.* Skripthaus Verlag 2014

Neumayer, Petra: *Multitalent Zink. Gesund, schön und ausgeglichen mit dem lebenswichtigen Spurenelement.* Mankau Verlag 2016

Neumayer, Petra/Uder, Barbara Devani: *Aloe Vera – Beauty, Gesundheit, Lebenskraft.* Skripthaus Verlag 2016

## Weitere Buchempfehlungen

Gottfried, Sara: *Die Hormondiät.* VAK Verlag 2016

Marbach, Eva: *Östrogen Dominanz.* emv Verlag 2009

Platt, Dr. Michael E.: *Die Hormonrevolution.* VAK Verlag 2014

Weaver, Dr. Libby: *Das Rushing Woman Syndrom – Was Dauerstress unserer Gesundheit antut.* TRIAS Verlag 2017

William, Anthony: *Mediale Medizin – Der wahre Ursprung von Krankheit und Heilung.* Arkana Verlag 2016

Williamson, Marianne: *Lebensmitte – Zeit für Wunder.* Knaur MensSana 2013

Wolffskeel, Angelika Gräfin: *Die 12 Salze des Lebens. Biochemie nach Dr. Schüßler.* Mankau Verlag 2015

Wormer, Eberhard J.: *Vitamin D.* Kopp Verlag 2014

## Links und Adressen

Bitte besuchen Sie mich bei Facebook unter: www.facebook.com/Skripthaus und unter: www.facebook.com/Petra.Neumayer.31

Autorenportal Petra Neumayer: www.skripthaus.com

Beckenbodengymnastik nach Benita Cantieni: www.cantienica.com

Gesellschaft Anthroposophischer Ärzte: www.anthroposophischeaerzte.de

Hormonyoga, Bettina Bantleon: www.muenchen-hormonyoga.de

HormonSelbsthilfe Elisabeth Buchner: www.hormonselbsthilfe.de

Langzeit-Basenbäder: www.rohkost-seminar.de/basenbad/

Naturidentische Hormontherapie und TCM in der Frauenheilkunde: www.leist-chinesische-medizin.de

Netzwerk Frauengesundheit: www.netzwerk-frauengesundheit.com

Phytotherapie in der Frauenheilkunde: www.frauenarztpraxis-spaethe.de

Phytotherapie und Heilkräuterkunde für Frauen: www.natura-naturans.de/frauenheilkunde

RimkusMethode®: www.hormon-netzwerk.de

ToxFox: www.bund.net/chemie/toxfox/

Zhineng Qigong, Sabine Jahnke: www.praxis-jahnke.de

### Bestell-Apotheken für Hormonrezepturen

Klösterl-Apotheke, München: www.kloesterl-apotheke.de

Marktapotheke, Rotthalmünster: www.marktapotheke-greiff.de

## Quellenangaben

S. 6: Dr. Libby Weaver: *Das Rushing-Woman-Syndrom.* TRIAS Verlag 2017.

S. 21: Eva Marbach: *Östrogen-Dominanz.* emv Verlag 2009

S. 27: Dr. Amber Cooper et al.: *Persistent Organic Pollutants and Early Menopause in U.S. Women.* PLOS ONE, Januar 2015

S. 43: Weidner, K. et al: Klimakterische Beschwerden über die Lebensspanne? Ergebnisse einer repräsentativen Umfrage in der deutschen Allgemeinbevölkerung. Psychother Psychosom Med 2012; 62: 266–75

S. 73: Hildegard von Bingen: *Ursachen und Behandlung der Krankheiten (Causae et curae).* Haug-Verlag (7. Auflage)

S. 82: Fournier A. et al: Unequal risks for breast cancer associated with different hormone replacement therapies: results from the E3N cohort study. Breast Cancer Res Treat 2008; 107: 103–111

S. 106: Park H. et al.: *A pilot phase II trial of magnesium supplements to reduce menopausal hot flashes in breast cancer patients.* Zeitschrift: SUPPORTIVE CARE IN CANCER, Ausgabe 19 (2011), Seiten: 859–863

# Register


Ayurveda 44 f., 97 f.

Beklemmungen 46
Blasenprobleme 49 ff., 78, 97, 101, 120
Blutungen, starke 17, 49, 74, 104

Clean Eating 93

Depressionen 54 f., 59, 71, 108, 115

Gewichtsprobleme 51 f., 115, 119

Haarausfall 51
Harnwegsprobleme 49
Heilpilze 80
Herz-Kreislauf-Erkrankungen 52, 58, 94, 115
Herzrasen 46
Hildegard von Bingen 3, 73 f., 124
Hormone, bioidentische 3, 7, 9, 21, 23, 51, 58, 68, 70, 81 ff., 85 f., 89
Hormonersatztherapie 17, 25, 27
Hormonyoga 3, 6, 92, 115

Kollagen 46 f., 50

Menopause 6, 12, 16, 19 f., 27, 37, 51, 54, 58, 69, 84, 94, 112
Morbus Alzheimer 58
Muskeln- und Gelenkschmerzen 46

Nebennieren 16, 31 ff., 35, 80, 104

Omega-3-Fettsäuren 99 f., 107
Osteoporose 57 ff., 83, 85, 94, 109
Östrogenmangel 20 ff., 64, 96

Phytohormone 62 ff., 70, 94, 97, 99
Phytoöstrogen 64 f., 67, 93, 96, 100, 102
Phytoprogesteron 93
Phytotherapie 6, 32, 62
PMS 17, 100, 108
Postmenopause 12, 19 f., 37, 74
Prämenopause 12, 19, 37
Progesteronmangel 21

Sauna 115, 118 f.
Säure-Basen-Haushalt 112
Schilddrüse 33 ff., 67, 90, 98, 106, 122
Schlafstörungen 18, 34, 53 f., 75, 77
Schleimhäute, trockene 47, 79
Schüßlersalze 78 f.
Stimmungsschwankung 16, 18, 54 f., 75, 77
Stress 7 f. 11, 14, 18, 30 ff., 44 f., 56, 69, 108, 112, 114 f., 122
Superfoods 3, 6, 92 ff.

TCM 9, 43 ff., 80, 101 f., 104, 117

Vitamin A 102, 109
Vitamin B 66, 80, 95, 102 ff., 109
Vitamin C 95, 97, 110 f.
Vitamin D 48, 58 f., 105, 110
Vitamin E 95, 97, 109 f.
Vitamin K 95, 109 f.

Zink 68, 111